Gesundheit aktiv

Nicola Willand

Herausgegeben von
Dr. med. Günter Gerhardt

Topfit mit Baby

*Ein Übungsprogramm
für Mutter und Kind*

Ü B E R S I C H T

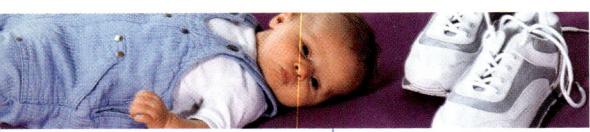

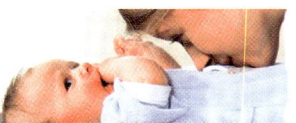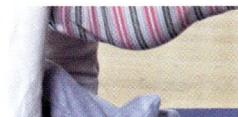

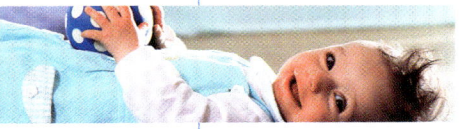

KAPITEL　3 —— **DIE ÜBUNGEN**

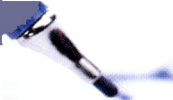

Service Center

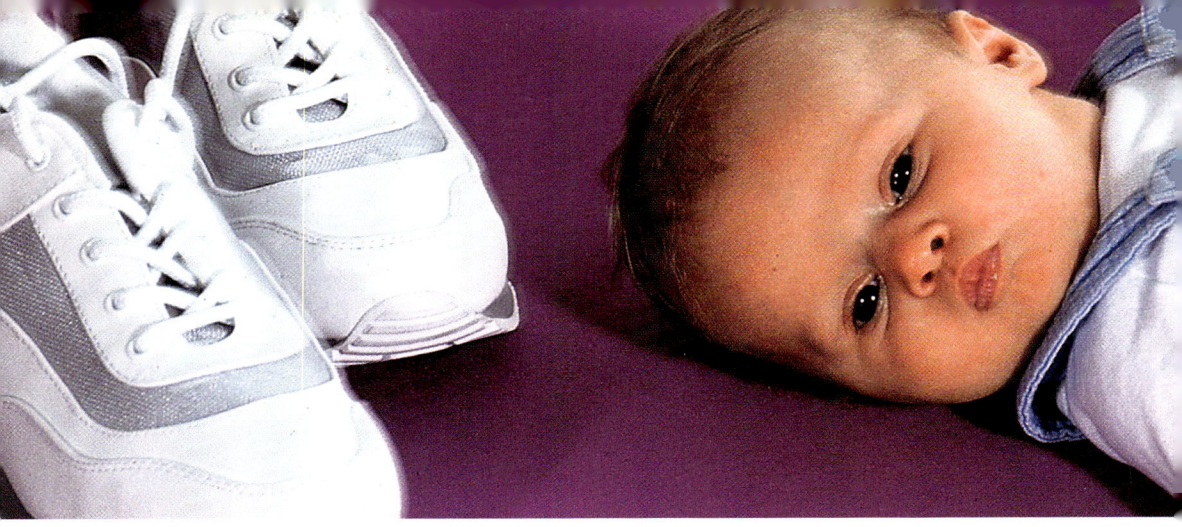

DAS BABY TURNT MIT

HABEN SIE GEDULD

Nehmen Sie sich ausreichend Zeit für die gemeinsame Trainings- und Spielstunde. Hast und Ungestüm verängstigen Ihr Kind.

Hurra, das Baby ist da! Neben vielen Veränderungen in Ihrem Leben, die es mit sich bringt, stellt sich nun auch Ihr Körper wieder um. Nach der langen Schwangerschaft können es viele Frauen kaum erwarten, ihre Figur wieder in Form zu bringen. Dafür gibt es viele Möglichkeiten, aber die einfachste, um Babybetreuung und Training unter einen Hut zu bringen, liegt hierdrin: Lassen Sie es mitturnen!

Dieses Trainingsprogramm unterstützt einerseits die natürlichen Rückbildungsvorgänge in Ihrem Körper. Andererseits fördert Ihr Zusammenspiel während der Übungen die geistige, körperliche und seelische Entwicklung Ihres Säuglings. Eine körperliche und emotionale Verbundenheit erwächst, die wichtiger ist als das Erzielen von Fotomodellmaßen. Genießen Sie die gemeinsame Turnstunde – haben Sie Freude an dem Weg und an dem Resultat.

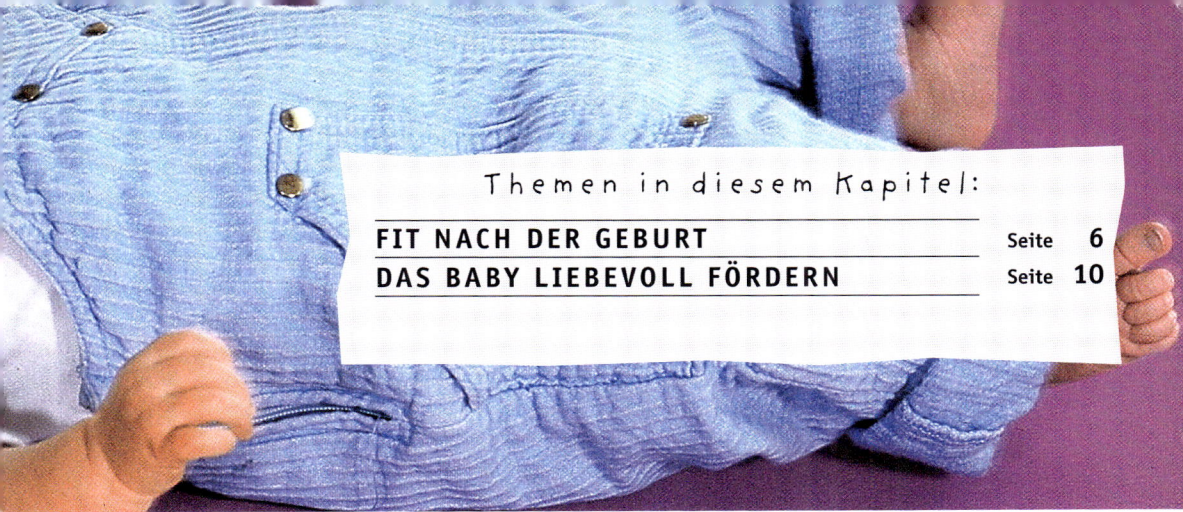

Fit nach der Geburt

Ihr Aussehen und Ihre Gesundheit profitieren von dem Training, indem Stoffwechsel und Kreislauf angeregt, eine kraftvolle Atmung erzeugt und der Rückfluss aus den Venen verbessert werden. Die Übungen sorgen für den Aufbau eines haltefähigen Beckenbodens und einer regelgerechten Bauchspannung, stärken den Rücken und fördern eine gesunde, aufrechte Körperhaltung. Vor allem wird die sportliche Betätigung Ihre Laune heben und Ihr allgemeines Wohlbefinden verbessern.

Festigung der Beckenbodenmuskulatur

Dies hat nach einer Entbindung höchste Priorität. Die Muskelplatte des Beckenbodens erstreckt sich vom Schambein bis Steißbein und liegt zwischen den beiden Sitzknochen. Während der Schwangerschaft dient sie nicht nur als Trageboden für die Eingeweide und inneren Organe, sondern stützt und schützt zusätzlich den Embryo. Die Ringmuskeln um Harnröhre, Scheide und After werden während der Schwangerschaft und einer natürlichen Geburt stark gedehnt und müssen wieder gefestigt werden.

KEINE ANGST VOR SAURER MILCH

Nur schwere körperliche Anstrengung steigert den Lactatgehalt der Milch, sie schmeckt dann weniger süß. Die Qualität Ihrer Milch wird durch diese leichte Gymnastik nicht beeinträchtigt.

Die Übungen in diesem Buch ergänzen die reine Beckenbodengymnastik und integrieren sie in den Übungsablauf.

Straffung des Bauchgewebes

ACHTEN SIE AUF DIE ATMUNG! Eine korrekte Atemtechnik unterstützt die Wirkung der Übung beträchtlich.

Während einer Schwangerschaft werden die geraden Bauchlängsmuskeln stark gedehnt und weichen auseinander. Diese so genannte Rektusdiastase könnte durch eine Überbelastung der geraden Bauchmuskelstränge verschlimmert werden. Heben Sie deshalb in den ersten Tagen nach der Entbindung nie beide Beine gleichzeitig an. Das Training der schrägen Bauchmuskeln hingegen fördert den Rückbildungsprozess.

Sie finden bei den Übungen Anweisungen, wann Sie ein- und wann Sie ausatmen sollten. Generell gilt: Atmen Sie während der Anspannungsphase kräftig auf „sch" aus, um den Druck im Bauchinneren, und damit auf den Beckenboden, zu verringern. Bitte nie die Luft anhalten oder stoßweise herauspressen!

Wohlgeformte Beine und ein knackiger Po

Auch kräftige Massagen von Bauch, Po und Oberschenkeln fördern Form und Tonus. Sparen Sie jedoch die Brüste aus, da dort das Gewebe durch die Überdehnung strapaziert ist.

Die Übungen fördern einerseits den Abbau der während der Schwangerschaft aufgebauten Fettpolster und das Ausschwemmen der eingelagerten Gewebsflüssigkeit, andererseits sorgen sie für einen verbesserten Rückfluss aus den Venen und den Lymphgefäßen des Beckens und verringern somit die Gefahr von Thrombosen und Venenentzündungen.

Feste Arme

Das tägliche Tragen Ihres Babys beansprucht Ihren Bizeps (Unterarmbeuger) ausreichend. Die Armübungen zielen daher vorwiegend auf die Festigung der Trizepsmuskeln am hinteren Oberarm. Da diese Muskelgruppe, die im Alltag kaum beansprucht wird, mit zunehmendem Alter erschlafft, gebührt ihr besondere Aufmerksamkeit.

Formschöne Brust

Das Gewebe Ihrer Brust wird vor allem während des Milchein-
schusses stark gedehnt und wirkt deshalb nach der Stillzeit oft
schlaff. Da die Brüste selbst kein Muskelgewebe besitzen, können sie durch das Anspannen der Brustmuskeln auch nicht
fester werden. Die Übungen fördern jedoch eine gute Körperhaltung – ein aufrechter Gang hebt den Busen und trägt so we-
sentlich zu einem optisch schönen Dekolletée bei.

Starker Rücken

Fehlbelastungen des Rückens durch den Mangel an Bewegung
und eine schlechte Haltung zählen zu den Hauptursachen von
Rückenschmerzen. Das Trainingsprogramm festigt erschlaffte
Bewegungsmuskeln an Bauch, Gesäß und Schultern und dehnt
verkürzte Stützmuskeln am Brustkorb, im unteren Rücken
und an den Oberschenkeln. Der Aufbau der Ganzkörperspannung und die Kräftigung der Rückenmuskulatur beugt
Rückenproblemen optimal vor.

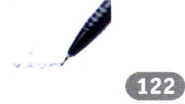

122

Im ServiceCenter
auf den Seiten
122–123 finden Sie
Anleitungen für eine
korrekte Körperhal-
tung im alltäglichen
Umgang mit Ihrem
Baby.

> **T I P P**
>
> *So trainieren Sie Ihren Beckenboden
> im Alltag*
>
> Unterbrechen Sie beim Wasserlassen zweimal kurz den
> Strahl; danach können Sie entspannen und den Harn
> fließen lassen. Wenn in den Wechseljahren durch die
> hormonelle Umstellung die Muskeln des Beckenbodens
> erschlaffen, verringern Sie durch diese tägliche Übung
> die Gefahr einer Gebärmutter- oder Unterleibssenkung
> oder gar von Harninkontinenz.

Das Baby liebevoll fördern

Übungen für Groß und Klein

Das Trainingsprogramm ist in 12 Monate gegliedert. Diese Strukturierung stellt sicher, dass die Übungen mit Ihrer wachsenden Muskelkraft anspruchsvoller werden, und berücksichtigt gleichzeitig die körperliche und geistige Entwicklung Ihres Kindes im ersten Lebensjahr. Die Trainingseinheiten begleiten die Entwicklungsphasen Ihres Babys vom Bewegt-werden-wollen bis hin zum Sich-selbst-bewegen-können, vom passiven Betrachten von Gegenständen bis hin zur selbstständigen Manipulation von Objekten.

Ihr Baby als Trainingspartner

SATT UND
ZUFRIEDEN

Der beste Zeitpunkt für Ihr Training ist, wenn das Baby ausgeschlafen und frisch gestillt ist. In diesem entspannten Zustand ist es am empfänglichsten für Neues.

Partnerschaft heißt Kooperation: Sie gehen auf die Bedürfnisse Ihres Babys ein, indem Sie es beschäftigen und bei Laune halten, und Sie unterstützen es in seinen Empfindungen, seiner Sinneswahrnehmung und in seiner Bewegungsentwicklung. Das Kind wiederum wird Sie während der Übungen durch seine Reaktionen erheitern und die Eintönigkeit der Wiederholungen auflockern. Teilweise dient das Baby als zusätzliches Gewicht und erhöht die Intensität der Übung. Vor allem wird es Sie zum Weiterspielen und -trainieren animieren, wenn Ihnen schon längst die Muskeln wehtun.

Die Entwicklungsphasen des Kindes

Sie finden zu Beginn jeder neuen Trainingseinheit eine Beschreibung der Entwicklungsschritte, die dem jeweiligen Lebensmonat zugeordnet sind. Die Reihenfolge der Entwicklungsschritte ist bei Babys zwar ähnlich, doch entwickelt sich jedes Kind nach seinem eigenen Zeitplan. Machen Sie sich keine Sorgen, wenn Sie die beschriebenen Verhaltensweisen für einen bestimmten Monat bei Ihrem kleinen Engel noch nicht entdecken können. Wiederholen Sie das Trainingsprogramm des Vormonats einfach so lange, bis Ihr Kind den nächsten Entwicklungsschritt macht, und beginnen Sie dann mit der neuen Trainingseinheit. Sollten Sie dennoch ernsthafte Bedenken wegen der Entwicklung Ihres Babys haben, fragen Sie Ihren Kinderarzt um Rat.

Ihr Kind bestimmt, wie lange es mitturnen möchte

Babys haben nur eine kurze Konzentrationsspanne. Beobachten Sie Ihr Kind genau. Freude zeigt Ihr kleiner Trainingspartner dadurch, dass er lächelt, allgemein entspannt ist und auf Ihre Anregungen eingeht. Wenn Sie das Gefühl haben, Ihr Baby langweilt sich, schieben Sie ein Set der nächsten Übung ein, und kehren Sie später zu der ersten Übung zurück. Sollte Ihr Kind gereizt sein, schreien oder sogar weinen, dann werden auch die lebhaftesten Stimulierungsversuche Ihrerseits seine Laune nicht verbessern. Brechen Sie die Übungen lieber ab, gehen Sie auf die Bedürfnisse des Kindes ein und trainieren Sie zu einem späteren Zeitpunkt weiter.

Viel Spaß und viel Erfolg!

TOLL GEMACHT!
Loben Sie Ihr Kind oft! Auch wenn es die Worte noch nicht versteht – an Ihrem Ton erkennt es die Ermunterung. So steigern Sie seine Freude und Lust an dem Spiel und helfen ihm, ein gesundes Selbstvertrauen zu entwickeln.

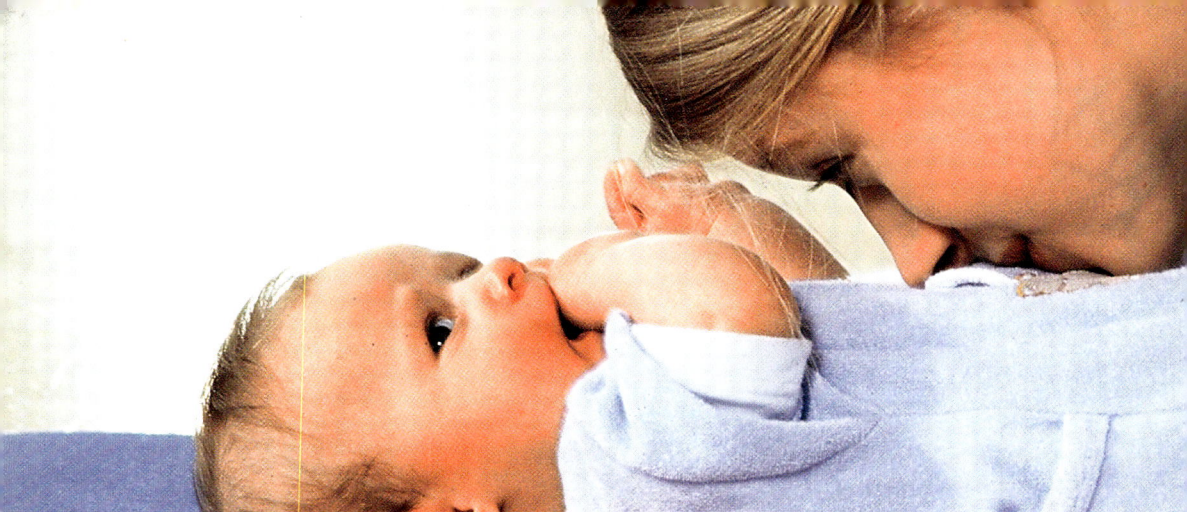

DER TRAININGSPLAN

Das Erfolgsrezept

Trainieren Sie regelmäßig

Trainieren Sie am besten zwei- bis dreimal in der Woche. Wenn Sie zu selten üben, verschwindet der Trainingseffekt wieder; zu häufiges Training lässt hingegen den Muskeln keine Zeit zur Erholung.

Sollten Sie Ihr Fitness-Training erst zu einem Zeitpunkt in Angriff nehmen, bei dem sich Ihr Kind bereits in einer fortgeschrittenen Entwicklungstufe befindet,...

Achten Sie auf die richtige Technik

Richtige Technik beugt Fehlern vor und erhöht den Trainingseffekt. Nehmen Sie sich Zeit, die Übungsanleitungen in Ruhe durchzulesen und mit Ihrem Kind auszuprobieren. So lernen Sie die richtige Technik und Ihrem Kind ermöglichen, sich auf die Situation und auf die neuen Reize einzustellen.

Trainieren Sie auch mit dem Kopf

Konzentrieren Sie sich auf den Wechsel von An- und Entspannung des isolierten Muskelbereichs. Die Verbindung von Gedanken und Muskelarbeit erhöht den Trainingseffekt.

Suchen Sie neue körperliche Herausforderungen

Da sich der Körper bei regelmäßigem Training den neuen Belastungen anpasst, müssen Sie das Volumen der Übung stetig vergrößern oder die Intensität erhöhen. Die Intensität bezeichnet den Energieverbrauch bei einer Übung. Die Übungsanleitungen geben Hinweise darauf, wie Sie die Intensität der einzelnen Übungen steigern können.

Die Grenzen der Belastbarkeit

Ein leicht brennender Schmerz zeigt die Grenzen Ihrer Belastbarkeit an. Ein scharfer Schmerz oder Zuckungen deuten hingegen auf eine Verletzung hin. Suchen Sie gegebenenfalls einen Arzt auf. Muskelkater ist harmlos und wird durch die Ablagerung von Milchsäurekristallen und kleinen Rissen im Muskelgewebe verursacht. Warten Sie mit dem nächsten Training, bis er verschwunden ist, was meist nur ein bis zwei Tage dauert.

... beginnen Sie dennoch mit der ersten Trainingseinheit. Verkürzen Sie die Dauer der Trainingseinheiten von vier auf zwei Wochen, bis sich Trainingseinheit und Entwicklungsphase Ihres Kindes entsprechen.

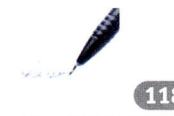

118

Im ServiceCenter auf den Seiten 118–121 finden Sie die Trainingsplantabelle mit Angaben, wie Sie das Volumen der Übungen erhöhen können.

Aufwärmen

Das Aufwärmen bereitet den Körper auf das Muskeltraining vor und verringert die Gefahr von Verletzungen wie Muskelrissen und Zerrungen.

■ Die Körpertemperatur wird erhöht und die Herz- und Atemfrequenz gesteigert.

■ Es wird mehr Sauerstoff aus dem Blut freigesetzt und die Blutversorgung der Muskeln wird verbessert.

■ Die Gelenke werden geschmeidiger und die Muskeln leistungsfähiger.

■ Sie stellen sich psychisch auf die kommende Aktivität ein und Ihre Leistungsbereitschaft wird positiv beeinflusst.

Herz-Kreislauf-Übung 1

Legen Sie Ihr Baby auf eine Krabbeldecke. Marschieren Sie vorwärts, rückwärts, seitwärts und um Ihr Baby herum. Knie dabei bis auf Hüfthöhe heben. Heben und senken Sie die Arme vor und seitlich vom Körper. Halten Sie den Oberkörper aufrecht.
Ausführung: 3 – 5 Minuten

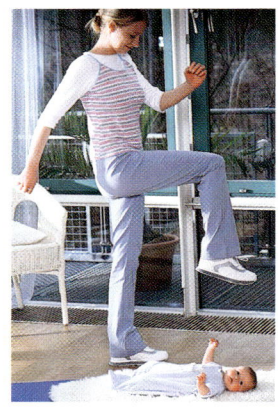

Herz-Kreislauf-Übung 2

Marschieren Sie mit gegrätschten Beinen. Halten Sie das Gesäß tief und den Rücken gerade. Schultern dabei hochziehen und wieder fallen lassen. Die Arme bewegen sich seitlich locker mit.
Ausführung: 2 Minuten

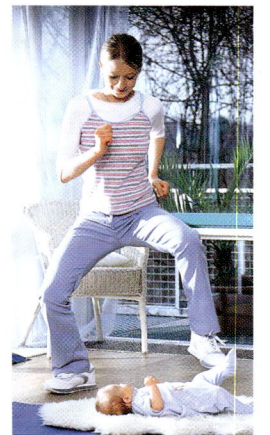

Seitliche Rumpfdehnung

Leichte Grätschstellung. Heben Sie den linken Arm nach oben
und neigen Sie den Rumpf über die Seite nach rechts – halten.
Schieben Sie dabei nicht die Hüfte nach links.
Zweimal zu jeder Seite.

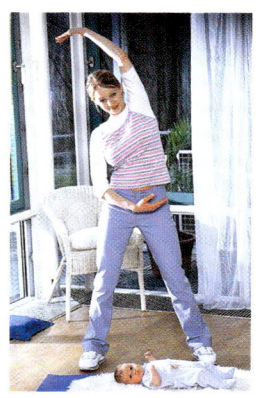

Dehnung der Hüftbeuger

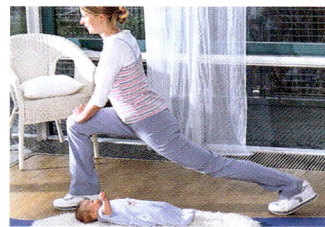

Tiefe Ausfallschrittstellung: vorde-
res Bein ist im rechten Winkel gebeugt, hinteres Bein ist gestreckt.
Schieben Sie das Becken nach unten – halten.
Zweimal zu jeder Seite.

Dehnung der Waden und Oberschenkelrückseiten

Beugen Sie das rechte Standbein. Stellen sie das linke gestreckte Bein auf der Ferse vorne auf. Ziehen Sie dabei die Zehen
hoch. Sie können sich mit den Händen auf dem rechten Oberschenkel abstützen. Neigen Sie den Oberkörper mit geradem
Rücken nach vorne, bis Sie ein leichtes Ziehen in der Ober-
schenkelrückseite und in der Wade des linken Beines spüren –
halten.
Wechseln Sie die Beine.

Dehnung des Rückens

Vierfüßerstand auf Händen und
Knien; die Hände befinden sich
unter den Schultern: Runden Sie
den Rücken nach oben (Katzen-
buckel), Kinn auf die Brust ziehen

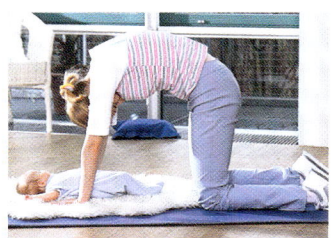

Halten Sie die Dehn-
positionen für mindes-
ters 12 Sekunden.

– halten. Entspannen Sie den Rücken wieder, ohne ins Hohlkreuz zu fallen.
Viermal ausführen.

Dehnen und entspannen

Um sich nach der Belastung durch das Krafttraining optimal zu regenerieren, muss die Muskulatur durch Dehnübungen wieder entspannt werden.

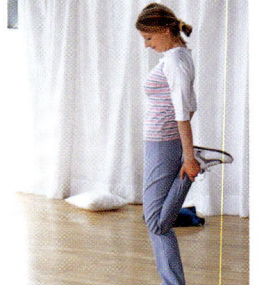

Dehnung der Oberschenkelvorderseiten

Aufrecht stehen und rechtes Standbein leicht beugen. Fassen Sie mit einer oder beiden Händen hinter sich den linken Fuß und ziehen Sie die linke Ferse an das Gesäß, schieben Sie die Hüfte vor – halten. Achten Sie darauf, dass Ihre Knie sich berühren und nicht aneinander vorbeischeren.
Einmal mit jedem Bein.

KORREKTE DEHNTECHNIK

Nehmen Sie die Dehnposition langsam ein und halten Sie diese für 15–30 Sekunden. Atmen Sie ruhig und entspannen Sie in der gedehnten Position. Dehnen Sie bei jedem Ausatmen ein wenig mehr.

Dehnung der Brust

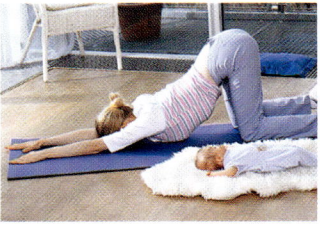

Aus dem Kniestand mit beiden Händen weit nach vorne auf den Boden krabbeln, bis zwischen Ober- und Unterschenkeln ein rechter Winkel entsteht. Drücken Sie beide Schultern nach unten Richtung Boden – halten.

Dehnung der Gesäßmuskulatur und des Rückens

Strecken Sie im Sitz das rechte Bein aus und stellen Sie den linken Fuß außen neben das rechte Knie. Drehen Sie Ihren Rumpf nach links, umfassen Sie Knie und Oberschenkel des

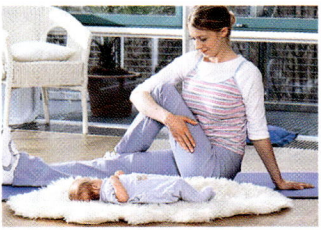

aufgestellten Beins und ziehen Sie sie an Ihren Oberkörper heran – halten. Achten Sie darauf, dass Sie dabei den Oberkörper aufrichten. Einmal zu jeder Seite.

Seitliche Rumpfdehnung

Im lockeren Schneidersitz mit der rechten Hand seitlich auf dem Boden abstützen. Heben Sie den linken Arm, und neigen Sie den Oberkörper über die Seite nach rechts – halten. Machen Sie dabei keinen runden Rücken.
Zweimal zu jeder Seite.

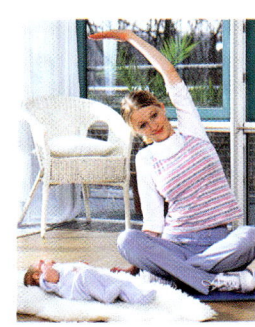

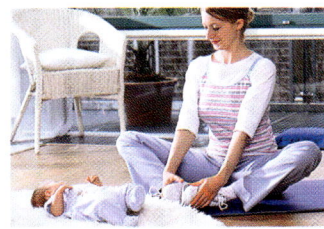

Dehnung der inneren Oberschenkel (ab 3. Monat)

Im Sitz die Fußsohlen aneinander legen. Ziehen Sie die Füße an den Körper und lassen Sie die Knie entspannt nach außen fallen – halten.

SANFTE KLÄNGE ENTSPANNEN.

Legen Sie sich ruhige Musik auf. Weiche Melodien unterstützen Ihre Entspannung und bringen Sie behutsam zurück in den Alltag.

Dehnung der Waden und Oberschenkelrückseiten

Rückenlage, das rechte Bein ist aufgestellt. Ziehen Sie das linke Knie nahe an den Oberkörper. Versuchen Sie, das linke Bein aus dieser Position heraus so weit wie möglich nach oben zu strecken – halten. Ziehen Sie die Zehen zum Körper – nochmals halten. Einmal jedes Bein.

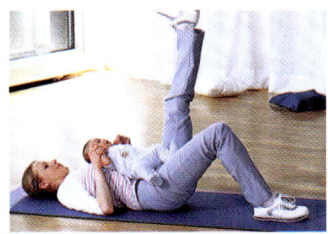

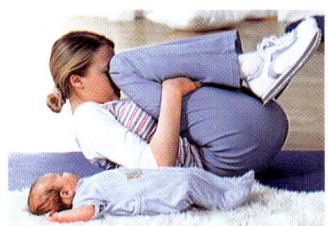

Dehnung des Rückens

Rückenlage, beide Knie an die Brust ziehen und Kinn auf die Brust senken – halten.

Entspannung

Rückenlage. Heben Sie nacheinander die Füße über den Rumpf, kreuzen Sie die Fußgelenke und ziehen Sie die Knie an die Brust – entspannen.

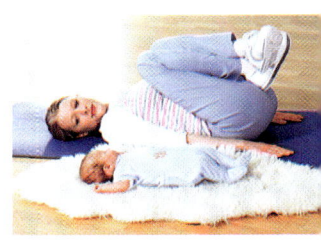

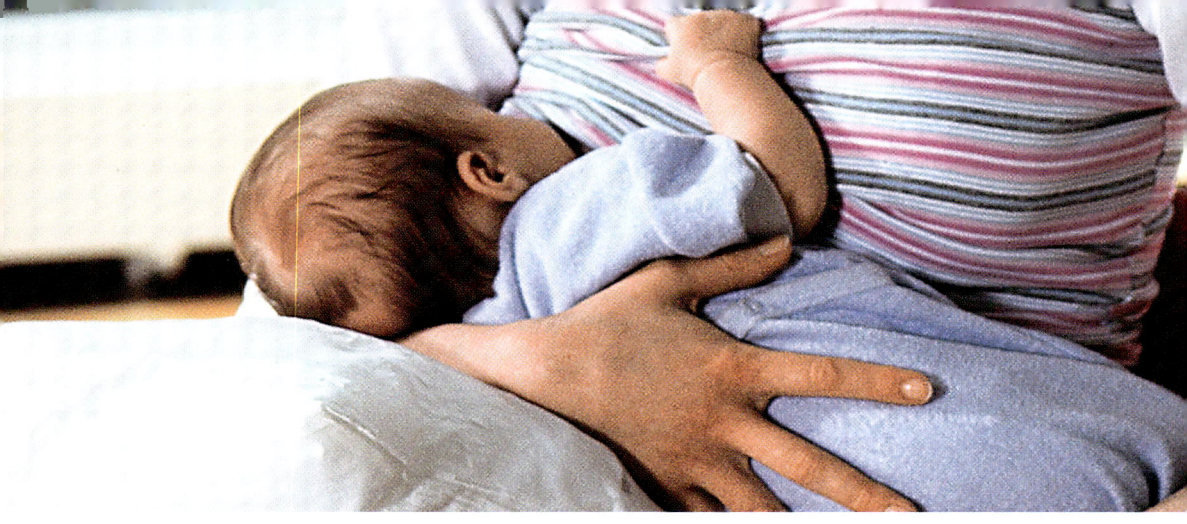

1. MONAT

Sanftes Schaukeln für die Seele

GENIESSEN SIE DIESEN SANFTEN EINSTIEG IN IHR FITNESS-PRO-GRAMM.

Bitte blättern Sie nicht vor und versuchen Übungen aus späteren Phasen. Eine vorzeitige Überbelastung Ihres Körpers durch falschen Ehrgeiz schadet nur Ihrem Beckenboden.

Die Geburtsverletzungen und ein Spannungsgefühl in der Brust behindern Sie möglicherweise in Ihrer Beweglichkeit. Sobald jedoch Ihr Arzt Ihnen grünes Licht gegeben hat, können und sollten Sie mit leichter Gymnastik beginnen. Die überdehnte Beckenbodenmuskulatur muss gestärkt und Ihr Kreislauf stimuliert werden. Die hier aufgeführten Übungen ergänzen die Rückbildungsgymnastik, die Ihnen im Krankenhaus gezeigt wurde. Ein bewegungsreiches Aufwärmtraining ist noch nicht nötig.

In den Wachphasen der ersten Wochen wird Ihr Baby nach engem Körperkontakt zu Ihnen verlangen. Genießen Sie die Nähe zu dem kleinen warmen Wesen, wenn Ihr Baby während

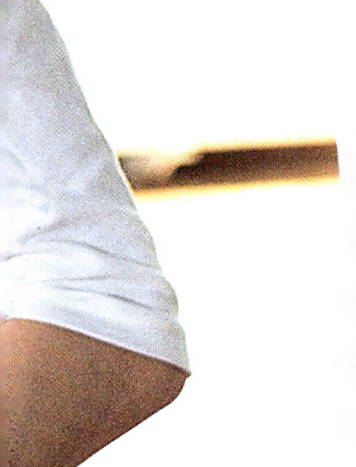

der Übungen auf Ihrem Bauch liegt. Die Berührung beruhigt das Kind und unterstützt den Aufbau einer zärtlichen Beziehung.

In anderen Übungen befindet sich das Neugeborene auf einer warmen Unterlage vor Ihnen. Dort wird Ihr Kleines meist unbewegt in gebeugter Haltung liegen. Die Nackenmuskeln sind noch schwach. Eventuell können Sie beobachten, wie es in der Bauchlage das Köpfchen kurz hebt und zur Seite dreht. Legen Sie das Baby Ihnen zugewandt in die Nähe Ihres Gesichtes, denn das Neugeborene kann nur schemenhaft sehen. Obwohl es Gegenstände mit klaren Formen und Farben im Abstand von 30 bis 40 cm fixieren kann, zeigt es mehr Interesse für Gesichter.

Das Neugeborene kann differenziert hören. Es erkennt Ihre Stimme, wenn Sie während der Übungen mit ihm reden oder ihm etwas vorsingen. Es zieht helle Töne den dunkleren vor und reagiert auf laute Geräusche, indem es zusammenzuckt.

SIE BRAUCHEN:

- Isolierende, elastische Unterlage für Sie
- Warme Unterlage für Ihr Baby
- Flaches Kissen
- Quietschepüppchen
- Stuhl
- Tragebeutel oder Tragetuch
- Kissen

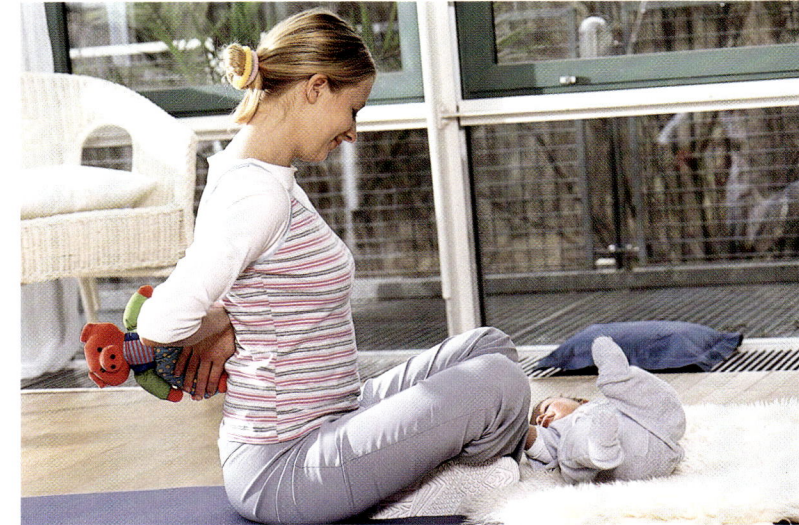

Quietschen hinter dem Rücken

Ausgangsstellung

Setzen Sie sich im Schneidersitz aufrecht hin. Das Baby liegt mit dem Rücken auf einer warmen Unterlage vor Ihnen.
Fassen Sie die Hände hinter dem Rücken und ziehen Sie Ihre Schulterblätter zusammen. Halten Sie ein Quietschepüppchen zwischen den flach aneinander gelegten Händen; Fingerspitzen zeigen nach unten. Heben Sie die Arme hinter dem Rücken so hoch wie möglich.

Bewegungsablauf

Drücken Sie das Quietschepüppchen rhythmisch zwischen den Handflächen zusammen. Atmen Sie dabei ruhig und gleichmäßig.

Das Kind

Ihr Baby wird die Ohren spitzen und neugierig dem Quietschen lauschen. Für Neugeborene eignen sich Quietschepüppchen aus Stoff besser als solche aus Gummi, da sie einen weniger schrillen Ton abgeben.

TIPPS

■ Oberarme zwischen den Wiederholungen nicht sinken lassen.
■ Bewegung klein, aber kontrolliert ausführen.
■ Nicht die Schultern hochziehen.

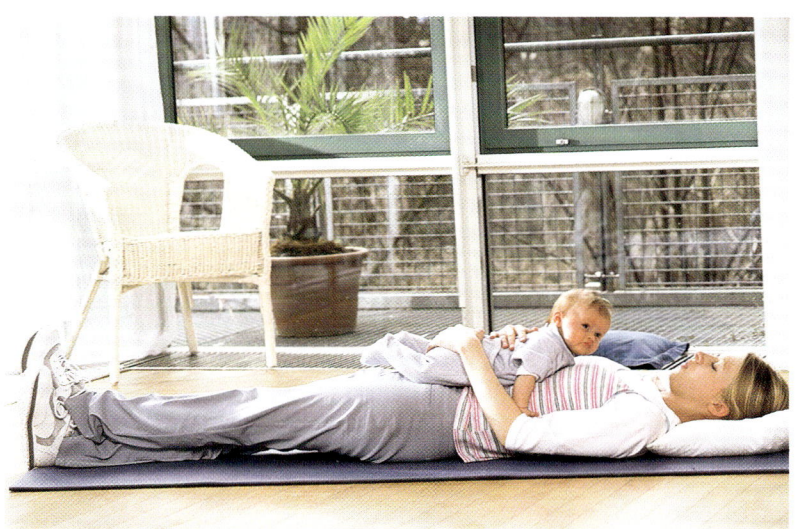

Luftschaukel

Ausgangsstellung

Rückenlage, Beine ausgestreckt, Füße übereinander gekreuzt. Legen Sie das Baby bäuchlings auf Ihren Bauch und halten es mit beiden Händen behutsam fest.

Bewegungsablauf

Spannen Sie die Beckenboden-, Gesäß- und Bauchmuskeln an und drücken Sie die Waden und Ihr Kreuz nach unten – Spannung halten und langsam auf „fff" ausatmen.
Entspannen Sie die Muskeln wieder und atmen Sie tief in den Bauch, sodass sich Ihre Bauchdecke hebt.
Nach der Hälfte der Sätze Fußstellung wechseln.

Das Kind

Ihr Baby wird auf Ihrem Bauch sanft in Ihrem Atemrhythmus auf und ab geschaukelt – das beruhigt. Zusätzliches liebevolles Streicheln und zärtliches Flüstern während der Übung vermitteln dem Kind das Gefühl, geliebt zu werden.

TIPP

Legen Sie sich ein flaches Kissen unter den Kopf, so dass Sie Ihr Kind beobachten können, ohne den Nacken zu verspannen.

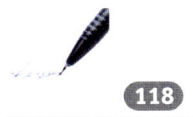

118

Im ServiceCenter auf den Seiten 118 – 121 finden Sie die Trainingsplantabelle mit Angaben über die Anzahl der Wiederholungen (= Sätze).

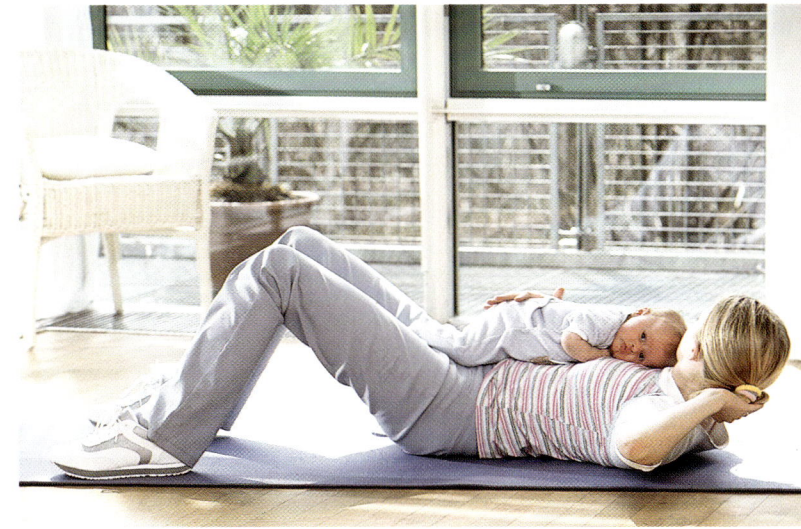

Mondsichel

Ausgangsstellung

Rückenlage, Beine angewinkelt, Füße flach aufgestellt. Legen Sie Ihr Baby bäuchlings auf Ihren Oberkörper.
Ihre rechte Hand hält das Baby fest; legen Sie die linke Hand unter Ihren Kopf, der Ellenbogen zeigt nach außen.
Heben Sie die Schultern leicht an und halten Sie den Blick gerade nach oben gerichtet.

Bewegungsablauf

Bewegen Sie den linken Ellenbogen in Richtung Hüfte, wobei sich Ihr Rumpf seitlich neigt – ausatmen und Spannung halten. (Stellen Sie sich vor, die Lage Ihres Körpers beschreibe eine Mondsichel.)

Körper wieder gerade ausrichten – einatmen.
Nach der Hälfte der Sätze Seite wechseln.

Das Kind

Das Baby genießt die körperliche Nähe und die sanfte, rhythmische Bewegung.

VARIATION

Ellenbogen nicht unter den Kopf legen, sondern den Arm am Körper entlang strecken und versuchen, mit der Hand den Fuß zu berühren.

TIPPS

■ Oberkörper nicht zu weit anheben – Ellenbogen schwebt knapp über dem Boden.
■ Nacken entspannen – Gewicht des Kopfes ruht in der Hand.

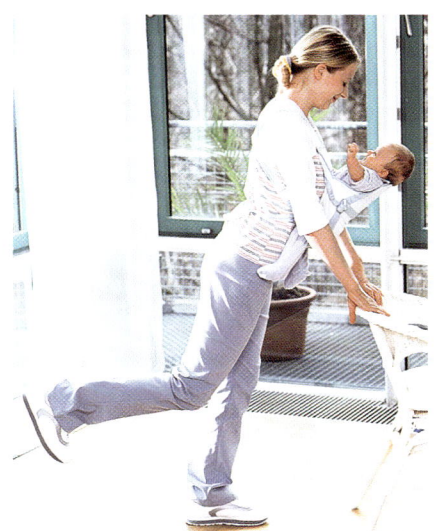

Beinbeugen im Stehen

Ausgangsstellung

Tragen Sie das Baby in einem Tragebeutel vor der Brust am Körper. Stehen Sie aufrecht und halten Sie sich leicht an einer Stuhllehne fest. Lehnen Sie den Körper leicht vor, wobei der Oberkörper und die Beine eine gerade Linie bilden. Gewicht auf das linke Bein verlagern, linkes Bein leicht beugen.
Strecken Sie Ihr rechtes Bein gerade nach hinten, bis die Zehenspitzen den Boden eben noch berühren und Sie die Spannung im Gesäßmuskel spüren.

Bewegungsablauf

Beugen Sie das rechte, nach hinten gestreckte Bein langsam und strecken Sie es wieder. Der rechte Oberschenkel bleibt dabei unbewegt in der Ausgangsstellung. Nach der Hälfte der Sätze Beine wechseln.
Gewichtsmanschetten an den Fußgelenken erhöhen die Intensität.

Das Kind

Das Baby wird sich im Tragebeutel warm eingebettet und gut aufgehoben fühlen und die körperliche Nähe genießen.

TIPPS
■ Oberkörper ruhig halten und vor allem nicht ins Hohlkreuz fallen.
■ Konzentrieren Sie sich auf die Kraft im Beinbizeps.

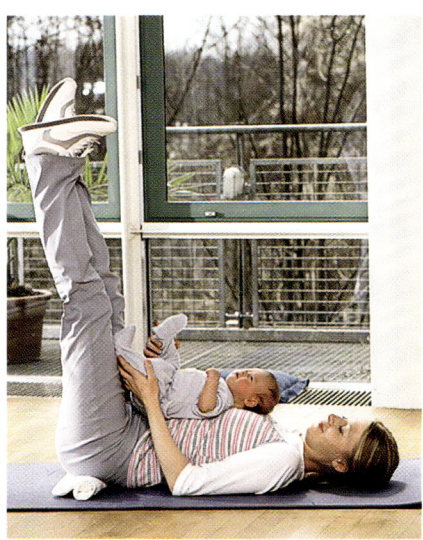

Waden dehnen *Hänschen klein ...*

TIPPS

■ Ein zusammenge-
rolltes Handtuch unter
dem Gesäß erleichtert
es Ihnen, die Beine
immer über dem
Rumpf zu halten und
nicht ins Hohlkreuz zu
fallen.
■ Beinbewegungen
des Babys nur bei ge-
sundem Hüftgelenk
ausführen.

Ausgangsstellung

Rückenlage. Legen Sie das Baby
mit dem Rücken auf Ihren
Bauch, fassen Sie mit beiden
Händen an die Beinchen und si-
chern Sie das Kind seitlich mit
Ihren Armen. Heben Sie Ihre
Beine nacheinander im rechten
Winkel zum Rumpf in die Luft;
Füße sind hüftbreit auseinander.
Singen Sie das Lied *Hänschen
klein ...*

Bewegungsablauf

Beugen und strecken Sie Ihre
Füße im Takt, erst im Wechsel,
dann gleichzeitig (ein- bis viermal pro Liedzeile).

Das Kind

Beugen Sie die Beinchen und
drücken Sie die Knie abwech-
selnd und im Rhythmus des Liedes in den Bauch des Babys.
Führen Sie die Bewegung langsam und ohne Hektik aus. Die
Verdauungsorgane des Babys
werden dabei stimuliert und
Blähungen gelöst.

*Hänschen klein ging allein
in die weite Welt hinein.
Stock und Hut steh'n ihm gut,
er ist wohlgemut.
Aber Mutter weinet sehr,
hat ja nun kein Hänschen mehr.
Da besinnt sich das Kind,
läuft nach Haus geschwind.*

(Volksgut)

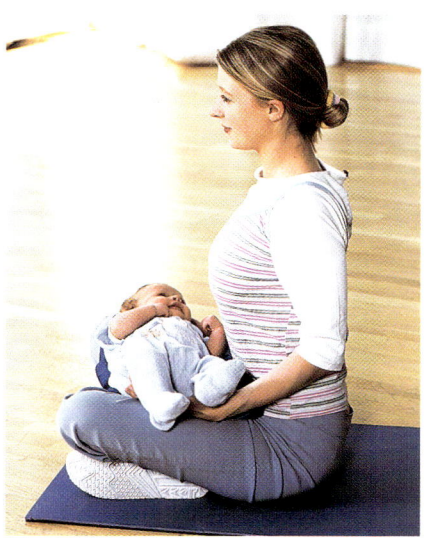

Schulterblätter zusammenziehen

Ausgangsstellung

Im Schneidersitz aufrecht sitzen.
Halten Sie das Baby auf Ihrem
Schoß. Lassen Sie Ihre Schultern
entspannt hängen.

Bewegungsablauf

Schulterblätter hinten zusam-
menziehen – einatmen und
Spannung halten.
Schulterblätter wieder entspannen – ausatmen.

Das Kind

So nah bei Ihnen fühlt sich Ihr
Baby am wohlsten.

TIPP

Schultern unten
lassen.

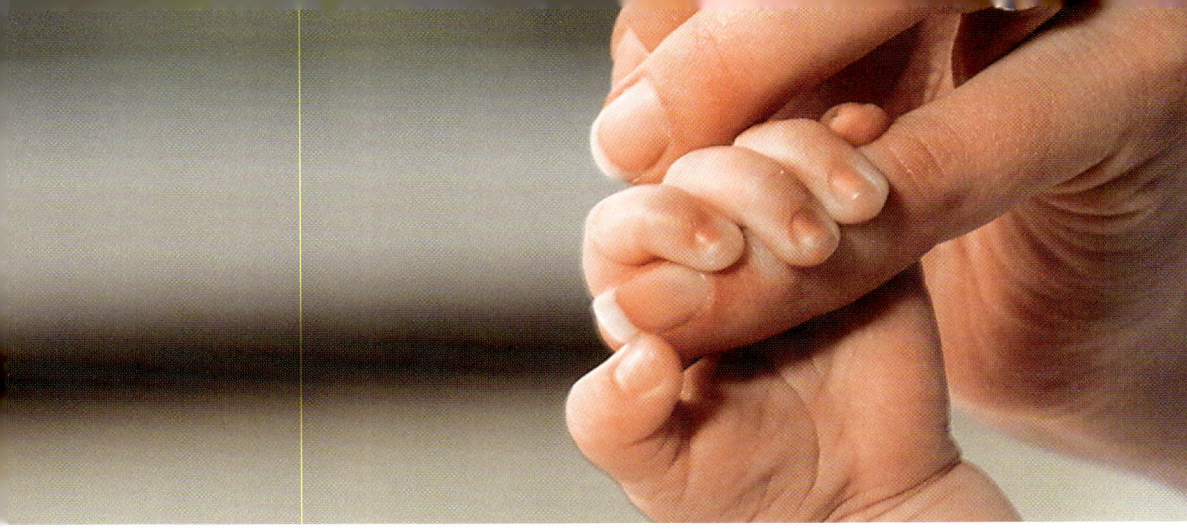

2. MONAT

Zeig-mir-die-Welt heißt das Lieblingsspiel

NICHT ÜBER-
TREIBEN

Gönnen Sie sich hin und wieder einen Ruhetag im Bett mit Ihrem Säugling. Das hilft bei Milchstau, tut Ihrer Seele gut und fördert die Mutter-Kind-Bindung.

Die Beschwerden durch eine eventuelle Dammverletzung oder einen Bauchschnitt klingen ab und da sich die Milchproduktion reguliert hat, schmerzen auch die Brüste nicht mehr. Nun können Sie Ihre Trainingsaktivität steigern. Wärmen Sie sich ab jetzt, wie in dem Kapitel Aufwärmen beschrieben, jedes Mal vor dem Training gründlich auf.

Ihr Baby kann den Kopf nun besser halten. Wenn es bäuchlings auf Ihrem Bauch liegt, wird es sich auf den Unterarmen abstützen und den Kopf für einen kurzen Moment heben, um in Ihr Gesicht schauen zu können.

Ihr Kleines wird auch eine Rassel, die Sie während der Übungen in dem Gesichtsfeld Ihres Babys bewegen, konzentriert mit den Augen verfolgen, wobei sich der Kopf mitbewegt. Halten Sie den Gegenstand in einem Abstand von circa 30 cm vor das Gesicht des Babys; warten Sie, bis das Kind das Objekt fixiert hat, und bewegen Sie ihn dann langsam und ohne Hast. Kleine Spielzeuge und dargebotene Finger werden ergriffen und fest gehalten.

Das Baby reagiert erfreut auf Ihre vertraute Stimme und wird Sie, um die siebte Woche herum, zum ersten Mal anlächeln. Neue Geräusche, wie das Quietschen des Püppchens in den Übungen, wecken seine Neugier und lassen es kurz inne halten. Die Hinwendung zur Geräuschquelle folgt in dieser Entwicklungsphase allerdings einem visuellen Reiz.

SIE BRAUCHEN:

- Isolierende, elastische Unterlage für Sie
- Warme Unterlage für Ihr Baby
- Flaches Kissen
- Quietschepüppchen
- Stuhl
- Zwei Rasseln

TIPP

Frische Luft steigert die Leistung! Bei einem geöffneten Fenster besteht jedoch die Gefahr, dass das Baby der Zugluft ausgesetzt ist. Lüften Sie daher vor Beginn des Trainings kurz den Raum.

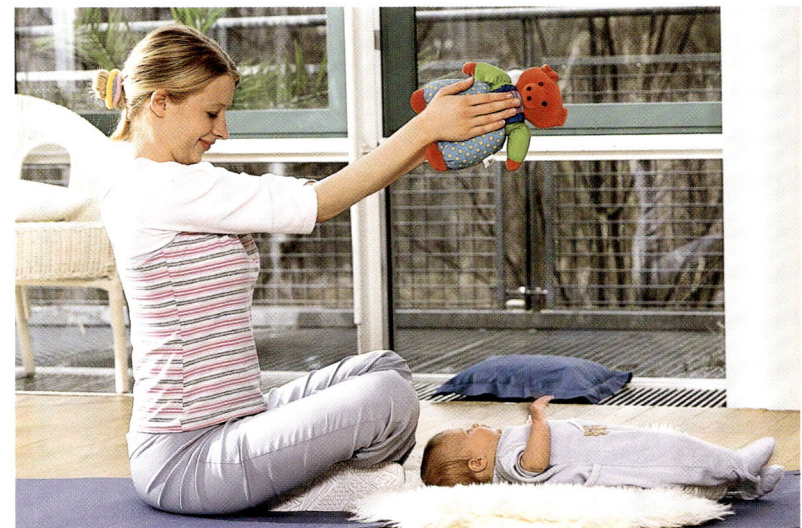

Quietschende Hände

Ausgangsstellung

Im Schneidersitz aufrecht sitzen. Das Baby liegt mit dem Rücken auf einer warmen Unterlage vor Ihnen.
Winkeln Sie Ihre Arme auf Schulterhöhe an und führen Sie sie nach vorne. Halten Sie zwischen den flach aneinander gelegten Händen ein Quietschepüppchen, und drücken Sie die Ellenbogen kräftig aneinander (so genannte Bethaltung).

Bewegungsablauf

Strecken Sie die Ellenbogen so weit wie möglich und drücken Sie das Quietschepüppchen – einatmen.

Beugen Sie die Ellenbogen wieder und drücken Sie das Quietschepüppchen nochmals – ausatmen.

Das Kind

Das Interesse des Babys wird durch die Bewegung und durch das Quietschen geweckt – so entwickelt es seine Wahrnehmungsfähigkeit.

VARIATION

In den gebeugten und gestreckten Positionen die Handflächen und Unterarme 5–10 Sekunden lang kräftig gegeneinander pressen, dabei ruhig weiteratmen.

TIPPS

Oberarme ruhig halten; Ellenbogen bleiben auf Schulterhöhe. Ellenbogen während der ganzen Übung kräftig aneinandergedrückt halten.

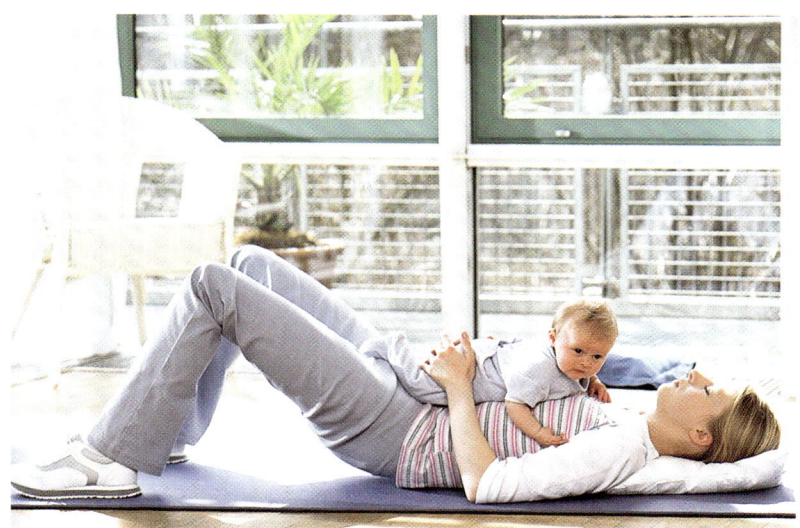

Becken kippen in Rückenlage

Ausgangsstellung
Rückenlage, Beine angewinkelt, Füße flach aufgestellt. Legen Sie Ihr Baby bäuchlings auf Ihren Bauch.

Bewegungsablauf
Spannen Sie die Bauchmuskeln an und kippen Sie das Becken nach oben und in Richtung des Brustkorbs. Ziehen Sie dabei die Scheidenmuskeln zusammen und innerlich nach oben und drücken Sie die Lendenwirbelsäule in die Unterlage – Spannung halten und langsam auf „sch" ausatmen.
Entspannen Sie und bringen Sie das Becken wieder in die Normalposition, wobei Sie leicht ins Hohlkreuz gehen – einatmen.

Das Kind
Das sanfte Schaukeln auf Ihrem Bauch hat beruhigende Wirkung auf Ihr Baby. Es atmet gleichmäßiger und sein Puls verlangsamt sich.

VARIATION
Stellen Sie die Füße an, sodass die Fersen das Gesäß berühren, und ziehen Sie die Zehen zum Körper, ohne dabei ins Hohlkreuz zu fallen. So erhöhen Sie die Grundspannung in der Ausgangsstellung. Übung wie beschrieben durchführen.

TIPP
Legen Sie sich ein flaches Kissen unter den Kopf, sodass Sie Ihr Kind beobachten können, ohne den Nacken zu verspannen.

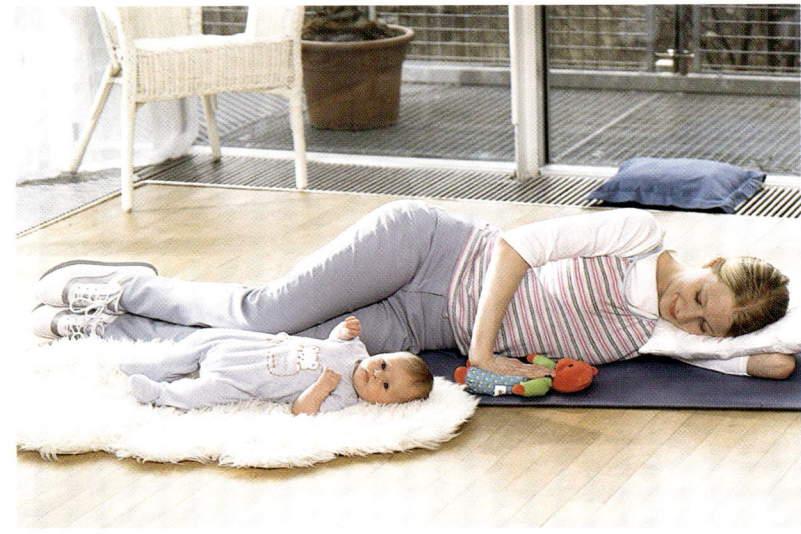

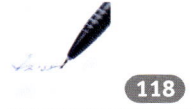

118

Im *ServiceCenter* auf den Seiten 118–121 finden Sie die Trainingsplantabelle mit Angaben über die Anzahl der Wiederholungen und Sätze.

TIPP

Beim Ausatmen Scheidenmuskeln zusammen und innerlich nach oben ziehen.

Seitlicher Stütz im Liegen

Ausgangsstellung

Linke Seitenlage, angewinkelte Beine liegen aufeinander. Kopf auf einem flachen Kissen ablegen. Das Baby ruht auf einer Unterlage vor Ihnen.
Stützen Sie den rechten Arm mit flacher Hand vor der Brust auf dem Boden auf, Ellenbogen zeigt nach oben. Unter der flachen Hand liegt ein Quietschepüppchen.

Bewegungsablauf

Drücken Sie mit der aufgestellten Hand flach auf das Quietschepüppchen – atmen Sie auf „sch" aus und halten die Spannung.
Entspannen – einatmen.
Nach der Hälfte der Sätze Seite wechseln.

Das Kind

Verschiedene Rhythmen bei den Quietschtönen erhöhen den Reiz für Ihr Baby. Mit Spannung wird es auf den nächsten geheimnisvollen Klang lauschen.

VARIATION

Beim Ausatmen den Druck mit der Hand verstärken und dabei das obere Knie anheben; Fersen bleiben dabei aufeinander liegen.

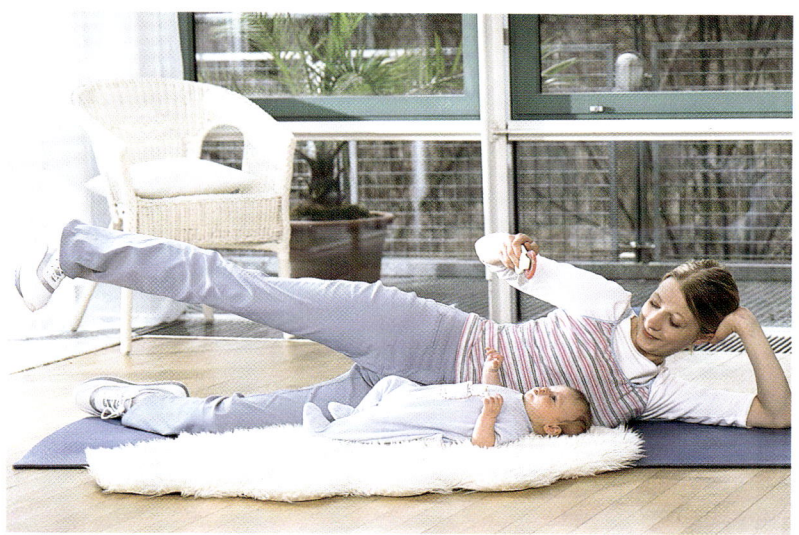

Beinseitheben im Liegen

Ausgangsstellung
Linke Seitenlage. Das Baby ruht
auf einer warmen Unterlage vor
Ihnen. Ihr linker Arm ist aufgestellt und stützt Ihren Kopf, die
rechte Hand hält eine Rassel. Das
untere Bein ist zur besseren Stabilität leicht gebeugt. Strecken
Sie das obere Bein in gerader
Verlängerung der Wirbelsäule
und halten Sie es 10 cm über
dem Boden; die Fußposition ist
waagerecht. Halten Sie die
Bauch- und Gesäßmuskeln
während der ganzen Übung
leicht gespannt.

Bewegungsablauf
Drehen Sie das rechte Bein von
der Hüfte her ein (Fußspitze
zeigt nach unten), und heben Sie
das Bein.

Drehen Sie das rechte Bein von
der Hüfte her aus (Fußspitze
zeigt nach oben) und senken Sie
das Bein wieder.
Gleichmäßig atmen.
Nach der Hälfte der Sätze Seite
wechseln.
Gewichtsmanschetten an den
Fußgelenken erhöhen die Intensität.

Das Kind
Heben und senken Sie während
der Übung die Rassel parallel zur
Beinbewegung über den Augen
des Babys.

TIPP
Beinbewegung lang-
sam und kontrolliert,
d.h. ohne Schwung,
ausführen.

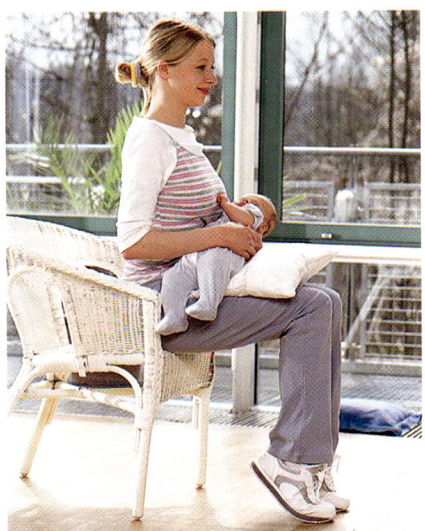

Fersenstütz im Sitzen

Die Bewegung, auch das Absenken der Fersen, langsam und kontrolliert ausführen.

Ausgangsstellung
Auf die vordere Kante eines Stuhles setzen, Rücken gerade halten, Füße sind hüftbreit auseinander aufgestellt, Zehen zeigen nach vorn. Legen Sie Ihr Baby auf einem flachen Kissen auf Ihre Oberschenkel und halten Sie es fest.

Bewegungsablauf
Lösen Sie Ihre Fersen vom Boden und heben Sie sie so weit wie möglich an; drücken Sie dabei den Spann vor und spannen Sie die Waden an – Spannung halten.
Senken Sie die Fersen wieder bis kurz über den Boden.

Das Kind
Das Baby dient als zusätzliches Gewicht auf den Beinen. Durch das Heben und Senken der Oberschenkel wird es während der Übung behutsam auf und ab geschaukelt.

VARIATIONEN
■ Unter die Fußballen ein Telefonbuch legen und die Fersen bis auf den Boden absenken.
■ Fersen einzeln heben und senken.
■ Zehen in der Ausgangsstellung nach innen bzw. nach außen drehen.

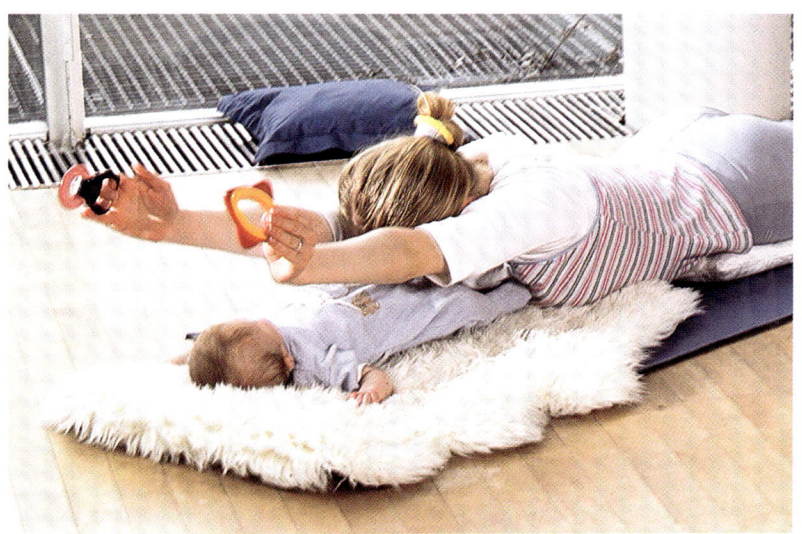

Rasseln schütteln in Bauchlage

Ausgangsstellung
Bauchlage, Beine sind lang ausgestreckt. Legen Sie ein flaches Kissen unter Ihre Beckenknochen. Die Füße bleiben während der ganzen Übung auf dem Boden. Das Baby liegt auf einem Kissen zwischen Ihren nach vorn gestreckten Armen. Nehmen Sie zwei Rasseln in die Hände.

Bewegungsablauf
Spannen Sie das Gesäß und Ihren Beckenboden an und heben Sie den Oberkörper und die Arme; schütteln Sie dabei die Rasseln in ca. 30 – 40 cm Höhe vor den Augen des Babys – einatmen.

Entspannen Sie die Muskeln und senken Sie den Oberkörper und die Arme wieder langsam – ausatmen.

Das Kind
Jedes neue Geräusch ist für Ihr Kind eine aufregende Erfahrung. Die Form und Farbe sowie der helle Ton der Rasseln fesseln das Interesse Ihres Babys.

TIPPS
■ Sollten sich Ihre Füße vom Boden lösen, dann klemmen Sie sie fest, z. B. unter dem Sofa, oder bitten Sie Ihren Partner, sie festzuhalten.
■ Heben Sie den Kopf nicht zu weit; Kopf, Nacken und Wirbelsäule bilden eine Linie.

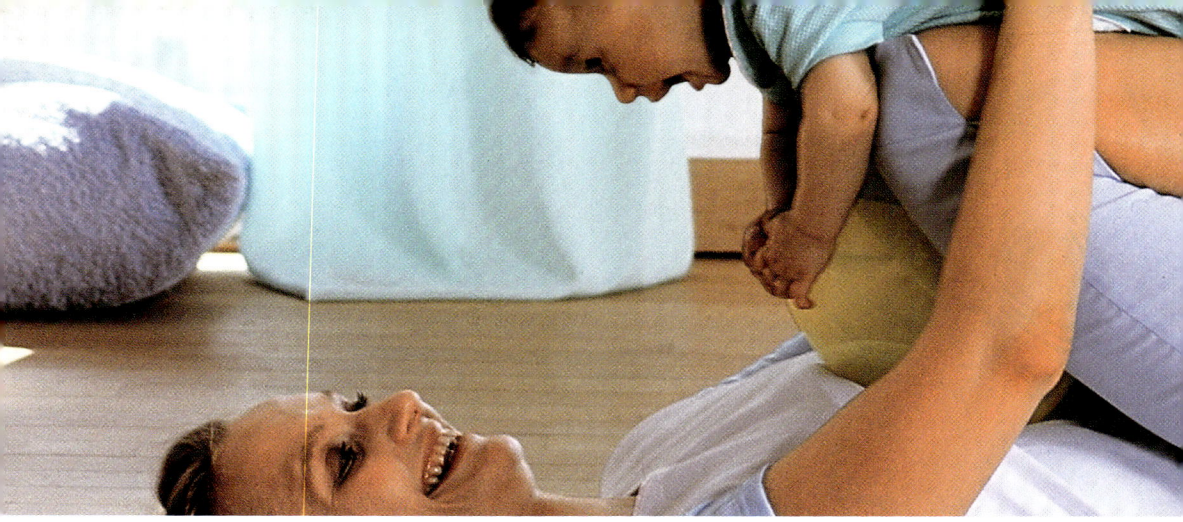

3. MONAT

Wenn Mami hampelt und das Baby strampelt

SORGEN SIE FÜR RUHE.

Wählen Sie eine möglichst störungsfreie Zeit und schalten Sie Ihren Antwortbeantworter ein.

Im Laufe des dritten Monats entwickelt sich bei den meisten Babys ein mehr oder weniger verlässlicher Tagesablauf. Die regelmäßigeren Schlafperioden und Mahlzeiten erleichtern es Ihnen, Ihre Fitnessstunde in den Tagesablauf einzuplanen.

Nun ist Ihr Kind kein Neugeborenes mehr, sondern entwickelt baby-typische Gesichtszüge und ein reges Interesse an seiner Umwelt. Wenn Sie sich beim Aufwärmen durch das Zimmer bewegen, wird es bewusst den Kopf drehen, um Sie mit den Augen zu verfolgen. Das Beobachten sich bewegender Objekte stimuliert das Gleichgewichtsorgan des Kindes genauso wie das Wiegen und Schaukeln.

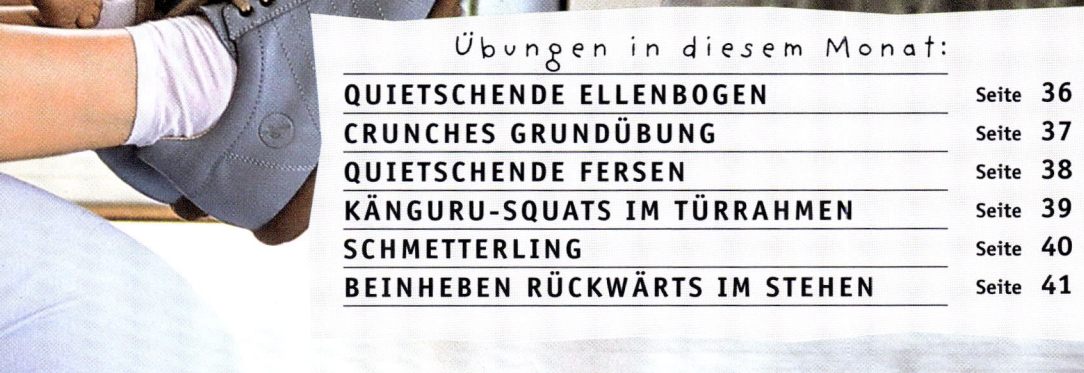

Ihr Baby lernt, sich von der Rückenlage auf die Seite zu drehen, indem es die Beine über den Bauch hebt und sie mit Schwung nach rechts oder links fallen lässt. Es nimmt den Kopf mit, um das neben ihm liegende Spielzeug, wie zum Beispiel das tönende Quietschepüppchen, betrachten und ergreifen zu können. Im Unterarmstütz in Bauchlage ist es zudem in der Lage, sein Köpfchen eine Weile zu halten und sich im Raum umzuschauen. Ihr Kleines entdeckt jetzt auch seine Hände. Sie werden vor das Gesicht gehoben und in den Mund gesteckt.

Wie bei der Crunches Grundübung, bei der Sie die Beweglichkeit des Schulterbereiches Ihres Babys unterstützen, können Sie nun, ab dem dritten Monat, die natürliche körperliche Entwicklung Ihres Babys gezielt durch Übungen und Spiele fördern.

SIE BRAUCHEN:

- Isolierende, elastische Unterlage für Sie
- Warme Unterlage für Ihr Baby
- Flaches Kissen
- Zwei Quietschepüppchen
- Tragebeutel oder Tragetuch
- Kleines Seidentuch

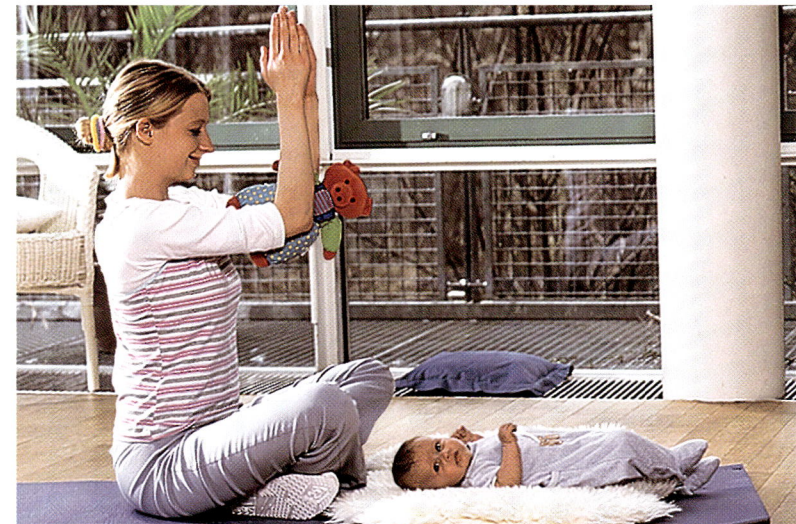

Quietschende Ellenbogen

- Oberarme nicht unter die Schulterhöhe absenken.
- Spannung im Brustmuskel während der ganzen Übung bewahren.
- Bewegung klein, aber kontrolliert ausführen.

Ausgangsstellung
Im Schneidersitz aufrecht sitzen. Das Baby liegt vor Ihnen auf dem Rücken auf einer warmen Unterlage.
Winkeln Sie die Arme auf Schulterhöhe an und halten Sie sie vor die Brust. Verschränken Sie die Hände und halten Sie zwischen den Ellenbogen ein Quietschepüppchen. Unterarme kräftig aneinander drücken.

Bewegungsablauf
Heben Sie die Oberarme und drücken Sie das Quietschepüppchen. Senken Sie die Oberarme wieder auf die Waagerechte und drücken Sie das Quietschepüppchen nochmals.
Gleichmäßig und ruhig atmen.

Das Kind
Das Baby wird sein Interesse an dem aufregenden Spielzeug mit strampelnden Beinen und rudernden Armen zum Ausdruck bringen.

VARIATION
Halten Sie die Arme waagerecht in Schulterhöhe vor sich, wobei die Ellenbogen im rechten Winkel gebeugt sind. Drücken Sie nun mit der linken Hand gegen die rechte und versuchen Sie, den rechten Unterarm gegen dessen Widerstand zur Seite zu schieben. Seiten wechseln.

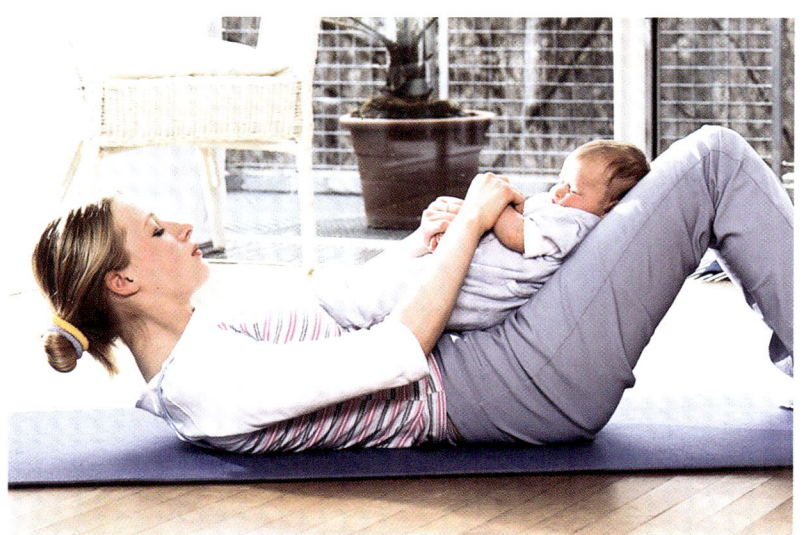

Crunches Grundübung

Ausgangsstellung
Rückenlage, Beine angewinkelt, Füße flach aufgestellt. Setzen Sie das Baby auf Ihren Bauch und lehnen Sie es an Ihre Oberschenkel. Fassen Sie die Hände des Babys und führen Sie seine Arme zur Seite. Heben Sie Ihren Oberkörper leicht vom Boden.

Bewegungsablauf
Ziehen Sie den Beckenboden ein, spannen Sie das Gesäß an und heben Sie Ihren Oberkörper, bis die Schulterblätter die Unterlage nicht mehr berühren; die Arme des Babys dabei vorsichtig vor seiner Brust langsam kreuzen – ausatmen.
Senken Sie Ihren Oberkörper ab, bis die Schulterblätter den Boden wieder leicht berühren und entspannen Sie die Beckenbodenmuskeln; führen Sie dabei die Arme des Babys vorsichtig auf Schulterhöhe auseinander – einatmen.
Übung langsam und kontrolliert ausführen!

Das Kind
Die Übung trainiert die Beweglichkeit der Ärmchen und des Schultergürtels. Zudem wird Ihr Baby an dem Herannahen und Entfernen Ihres Gesichtes viel Spaß haben.

TIPPS
■ Konstante Spannung in den Bauchmuskeln halten; den Kopf nicht zwischendurch ablegen.
■ Lendenwirbelsäule während der ganzen Übung fest gegen die Unterlage gedrückt halten.

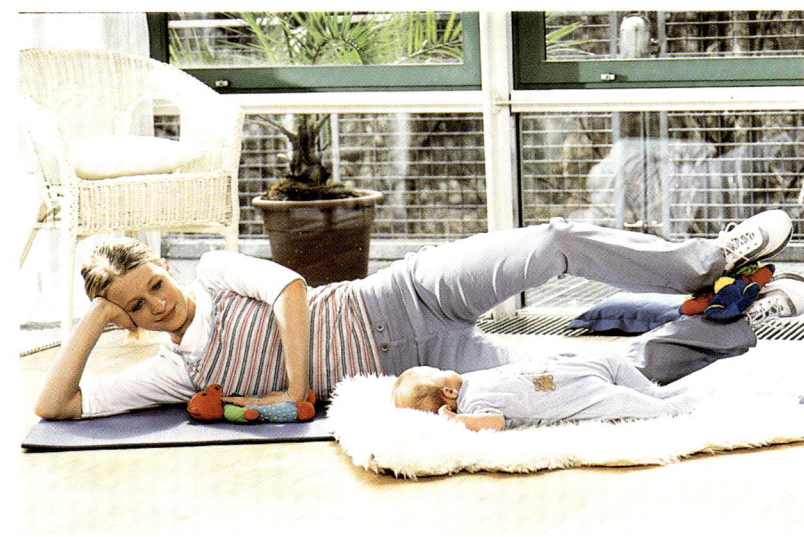

Quietschende Fersen

TIPP
Beim Ausatmen Schei-
denmuskeln zusam-
men und innerlich
nach oben ziehen.

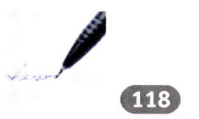

118

Im ServiceCenter
auf den Seiten
118–121 finden Sie
die Trainingsplan-
tabelle mit Angaben
über die Anzahl der
Wiederholungen und
Sätze.

Ausgangsstellung

Rechte Seitenlage, angewinkelte Beine liegen aufeinander. Das Baby ruht auf einer warmen Unterlage vor Ihnen. Schieben Sie die rechte Hand unter den Kopf und stützen Sie sich mit der flachen Hand vor der Brust auf; die Finger liegen dabei parallel zum Körper, der Ellenbogen zeigt nach oben. Klemmen Sie sich ein Quietschepüppchen zwischen die Fersen und legen Sie das zweite unter die flache Hand. Heben Sie die Unterschenkel leicht an.

Bewegungsablauf

Drücken Sie die aufgestellte Hand flach in den Boden und heben Sie das obere Bein und den unteren Unterschenkel gleichzeitig an. Die Fersen bleiben dabei fest aneinander gepresst – auf „sch" ausatmen und beide Quietschepüppchen ertönen lassen.

Senken Sie die Beine wieder bis kurz über dem Boden – einatmen.

Nach der Hälfte der Sätze Seite wechseln.

Das Kind

Ihr Baby wird viel Freude an den Quietschetönen haben und versuchen, seinen Körper zu Ihnen und der Geräuschquelle zu drehen.

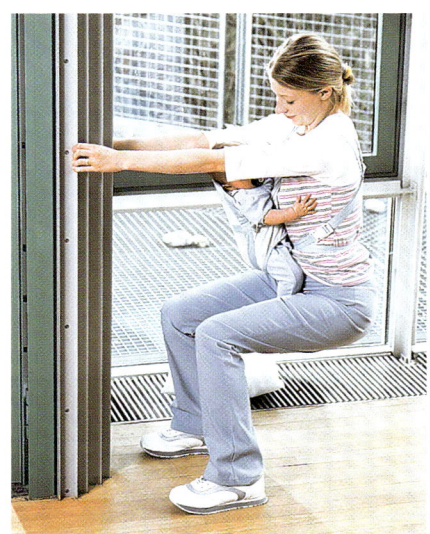

Känguru-Squats im Türrahmen

Ausgangsstellung
Tragen Sie das Baby in einem Tragebeutel vor der Brust. Stellen Sie sich quer in einen Türrahmen möglichst nah an die Zarge. Die Füße stehen hüftbreit auseinander und flach auf dem Boden. Fassen Sie die Zarge mit beiden Händen auf Hüfthöhe. Beine leicht beugen.

Bewegungsablauf
Beugen Sie Ihre Knie langsam, bis Ihre Oberschenkel waagerecht sind; Arme dabei strecken – ausatmen und Position kurz halten. (Stellen Sie sich vor, Sie würden sich auf einen Stuhl setzen: das Gewicht auf den Fersen lassen, Knie nicht über die Zehen schieben.)

Ziehen Sie den Beckenboden ein, spannen Sie das Gesäß an und strecken Sie die Beine wieder, bis Ihre Knie wieder nur leicht gebeugt sind – ausatmen.

Das Kind
Das Baby dient als zusätzliches Gewicht. Das sanfte Schaukeln wirkt beruhigend, wenn nicht sogar einschläfernd.

TIPPS
■ Den Türrahmen nur zur Unterstützung des Gleichgewichtes nutzen – nicht mit den Armen ziehen.
■ Oberkörper aufrecht halten (Brust raus, Schultern zurück, Augen blicken geradeaus).

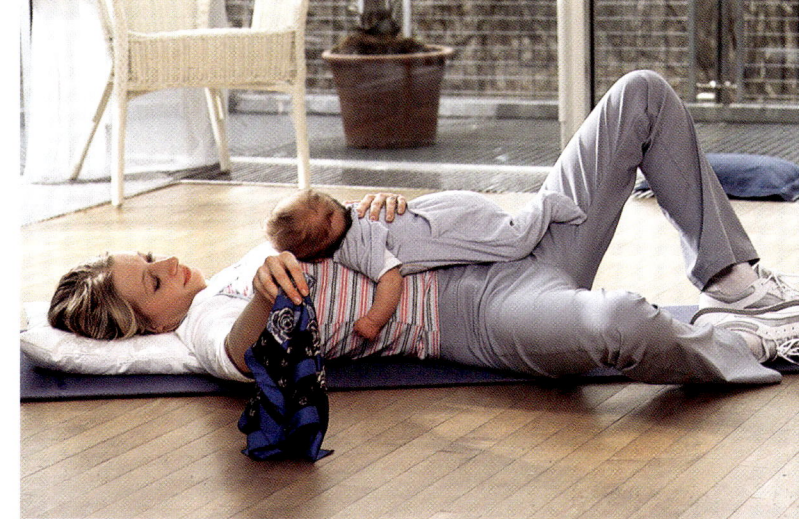

Schmetterling

Ausgangsstellung

Rückenlage. Das Baby bäuchlings so auf Ihren Bauch legen, dass das Gesichtchen von Ihrem Standpunkt aus nach rechts gedreht ist. Baby mit der linken Hand sichern. Linkes Bein anwinkeln, Fuß flach aufstellen. Rechtes Bein anwinkeln und Knie nach außen fallen lassen. Nehmen Sie ein kleines, buntes Seidentuch in die rechte Hand und legen Sie den Arm zur Seite.

Bewegungsablauf

Ziehen Sie Ihren Beckenboden ein. Heben Sie das rechte Knie nach oben, indem Sie das Bein von der Hüfte her eindrehen. Die Außenkante der Fußsohle bleibt dabei auf dem Boden – ausatmen. Senken Sie das Bein wieder und entspannen Sie die Beckenbodenmuskeln – einatmen. Schwenken Sie das Tuch parallel zur Beinbewegung. (Stellen Sie sich vor, Sie seien ein Schmetterling, der mit seinen Flügeln schlägt.) Nach der Hälfte der Sätze die Seite wechseln.

Das Kind

Ihr Baby wird von der flatternden Tuchbewegung fasziniert sein.

TIPPS
■ Legen Sie sich ein flaches Kissen unter den Kopf, sodass Sie Ihr Kind beobachten können, ohne den Nacken zu verspannen.
■ Lendenwirbelsäule immer fest gegen die Unterlage pressen.

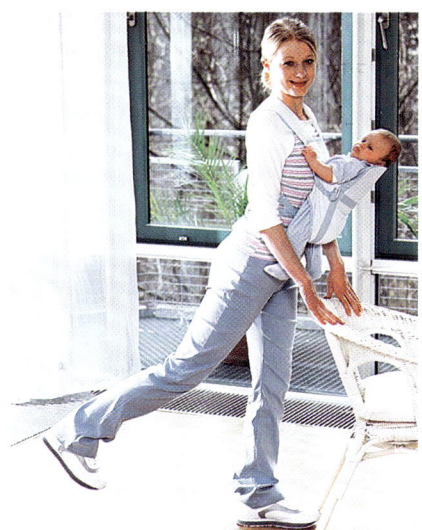

Beinheben rückwärts im Stehen

Ausgangsstellung

Tragen Sie das Baby in einem Tragebeutel vor sich. Stehen Sie aufrecht und stützen Sie sich an einer Stuhllehne ab. Lehnen Sie den Körper leicht vor, wobei der Oberkörper und die Beine eine gerade Linie bilden. Gewicht auf das linke Bein verlagern, linkes Bein leicht beugen.
Strecken Sie Ihr rechtes Bein gerade nach hinten, bis die Zehenspitzen den Boden eben noch berühren und Sie die Spannung im Gesäßmuskel spüren.

Bewegungsablauf

Heben Sie Ihr rechtes, nach hinten gestrecktes Bein langsam hoch und senken Sie es wieder. Nach der Hälfte der Sätze die Beine wechseln.
Gewichtsmanschetten an den Fußgelenken erhöhen die Intensität.

Das Kind

Ihr Baby wird den freien Rundblick aus dem Tragebeutel genießen.

TIPPS

■ Oberkörper ruhig halten und vor allem nicht ins Hohlkreuz fallen.
■ Konzentrieren Sie sich auf die Kraft im Gesäßmuskel.

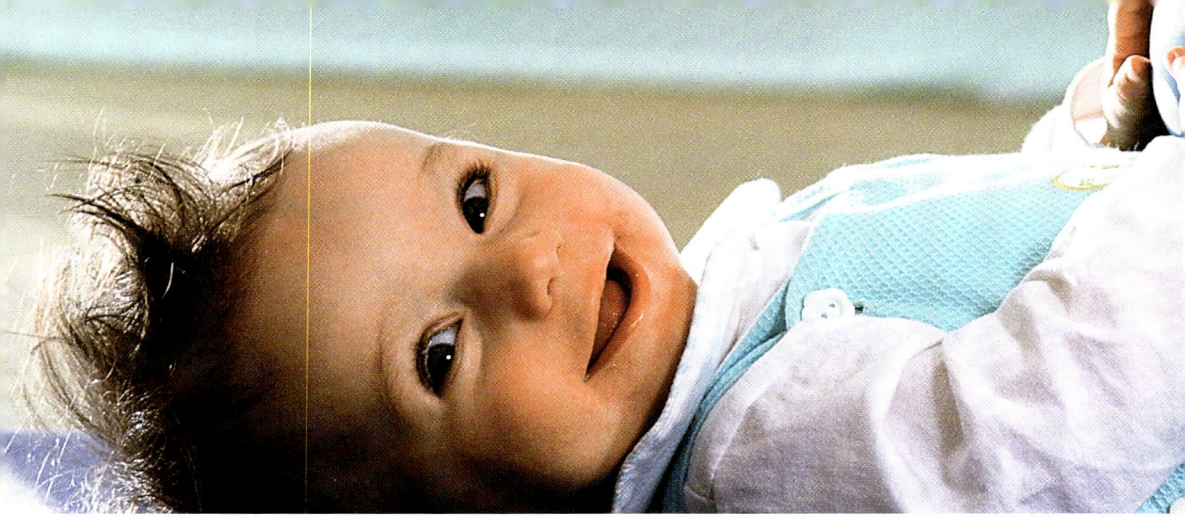

4. MONAT

Übungen zum Greifen und Begreifen

Ihr Baby und Sie werden immer mehr zu eingespielten Trainings-Partnern. Ihr Kind erkennt Sie und vertraut Ihnen. Durch das Guck-guck-Spiel lernt es, dass Sie es nicht verlassen, auch wenn es Sie vorübergehend nicht sehen kann. Seine Freude beim Mitturnen wird Ihr Sprössling durch ein strahlendes Lächeln oder sogar durch Jauchzen zum Ausdruck bringen.

In der Rückenlage liegt es nun meist gestreckt. In der Bauchlage kann es sich stabil auf den Ärmchen abstützen und aufschauen.

Den wachen Augen und Ohren Ihres Sprösslings entgeht nichts mehr. Das farbenfrohe Schellenband fesselt seine Aufmerksamkeit und möglicherweise wird Ihr Baby sich bereits

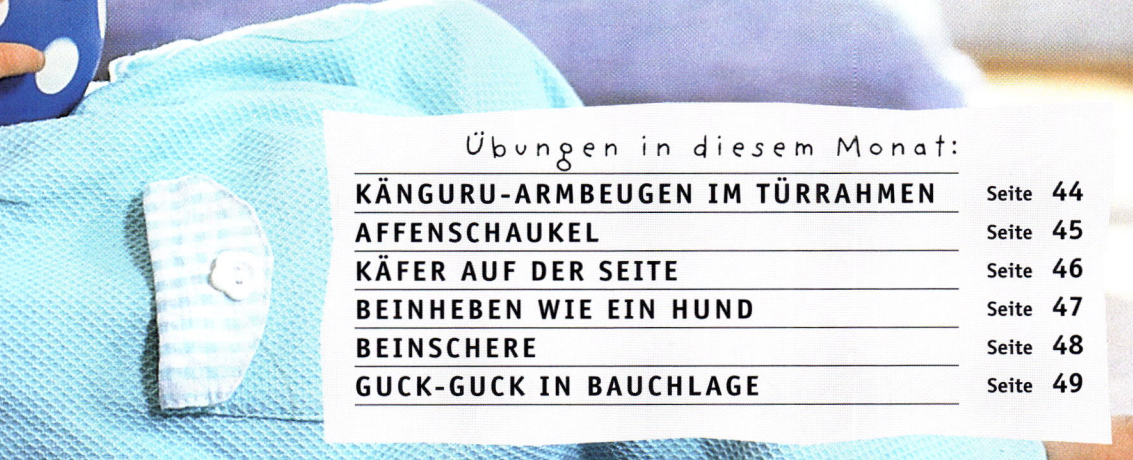

einer vertrauten Stimme oder einem bekannten Geräusch zuwenden.

Ihr Baby erlernt allmählich seine Beine und Arme zielgerichtet einzusetzen. Es strampelt kräftig und von nun an wird es bei den Übungen nach Spielzeug greifen – und es erst einmal in den Mund nehmen. Seine Koordinationsfähigkeit wird gefördert, indem es versucht, herabhängende Gegenstände in Greifnähe in Bewegung zu setzen.

SIE BRAUCHEN:

- Isolierende, elastische Unterlage für Sie
- Warme Unterlage für Ihr Baby
- Schwach aufgeblasenen Luftballon
- Schellenband

T I P P

So basteln Sie ein Schellenband

Nehmen Sie ein buntes, textiles Geschenkband von circa 40 cm Länge und ziehen Sie vier bis fünf Metallschellen (aus dem Bastelgeschäft) darauf auf. Fixieren Sie jede Schelle mit einem Knoten und verteilen Sie die Schellen gleichmäßig auf dem Band.

Wenn Sie die Schellenbänder vor dem Aufwärmen an den Fußgelenken befestigen, klingeln sie bereits beim Marschieren fröhlich mit.

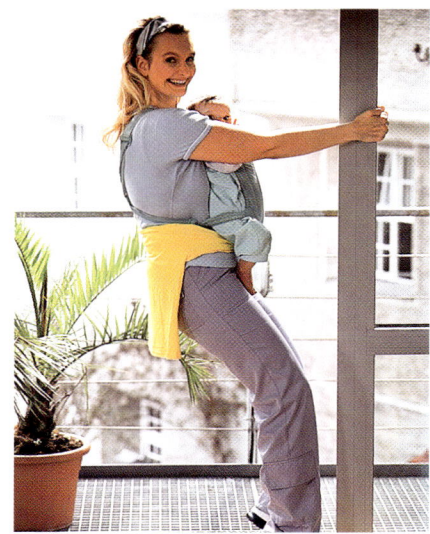

Känguru-Armbeugen

TIPP
Führen Sie die Übung,
auch das Strecken der
Arme, langsam und
kontrolliert aus –
ohne Schwung.

Ausgangsstellung

Tragen Sie das Baby in einem
Tragebeutel vor der Brust. Stellen
Sie sich quer in einen Türrahmen möglichst nah an die Zarge.
Die Beine stehen schulterbreit
auseinander. Fassen Sie die Zarge
mit beiden Händen auf Schulterhöhe, lassen Sie die Arme lang
und lehnen Sie sich zurück.
Beine leicht beugen, Fersen
anheben.

Bewegungsablauf

Ziehen Sie Ihren Körper an den
Türrahmen, indem Sie die Ellenbogen beugen – ausatmen.
Lassen Sie die Arme wieder lang
– einatmen.

Spüren Sie, wie Ihr Gewicht in
den Armen hängt, und die Kraft
für die Bewegung aus den Armen
kommt; lassen Sie die Fersen
während der ganzen Übung oben
und arbeiten Sie nicht mit den
Beinen.

Das Kind

Das Baby dient als zusätzliches
Gewicht und wird während der
Übung sanft vor und zurück ge-
schaukelt.

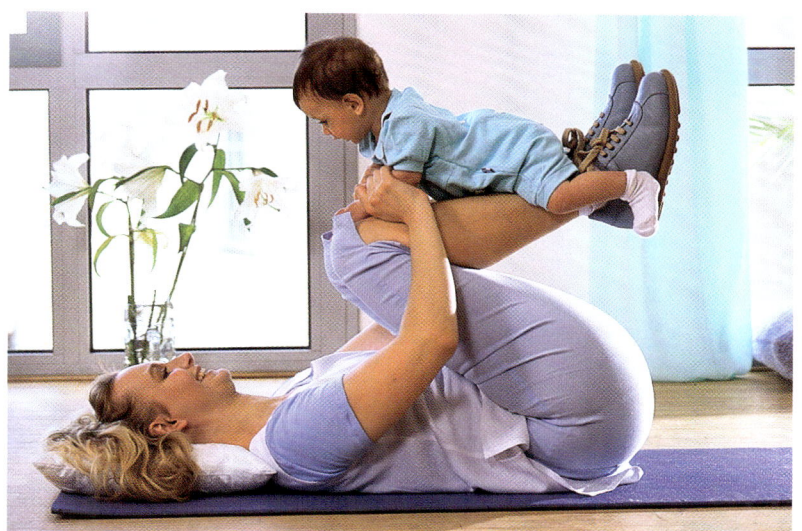

Affenschaukel

Ausgangsstellung
Rückenlage, Beine angewinkelt, Füße flach aufgestellt. Legen Sie das Baby bäuchlings auf Ihre Unterschenkel.
Heben Sie die Beine, bis die Oberschenkel im rechten Winkel zum Rumpf sind; Unterschenkel sind waagerecht.
Halten Sie das Kind dabei seitlich am Brustkorb oder an den Händchen fest.

Bewegungsablauf
Ziehen Sie den Beckenboden ein, heben Sie die Hüfte und ziehen Sie die Knie etwas an die Brust – ausatmen.

Senken Sie die Hüfte wieder langsam, bis sie den Boden leicht berührt und die Beine in der Ausgangsstellung sind, dann Beckenbodenmuskeln entspannen – einatmen.

Das Kind
Das Baby wird von der neuen Perspektive fasziniert sein und viel Freude an der leicht schaukelnden Bewegung haben.

VARIATION
Heben Sie die Hüfte und den Oberkörper gleichzeitig an; ziehen Sie die Knie an die Brust und geben Sie dem Baby ein leichtes Küsschen auf die Stirn.

TIPPS
■ Übung langsam und kontrolliert ausführen – nicht mit Schwung arbeiten!
■ Zur Entspannung zwischen den Sätzen die Knie an die Brust ziehen und das Baby auf den Unterschenkeln wippen lassen.

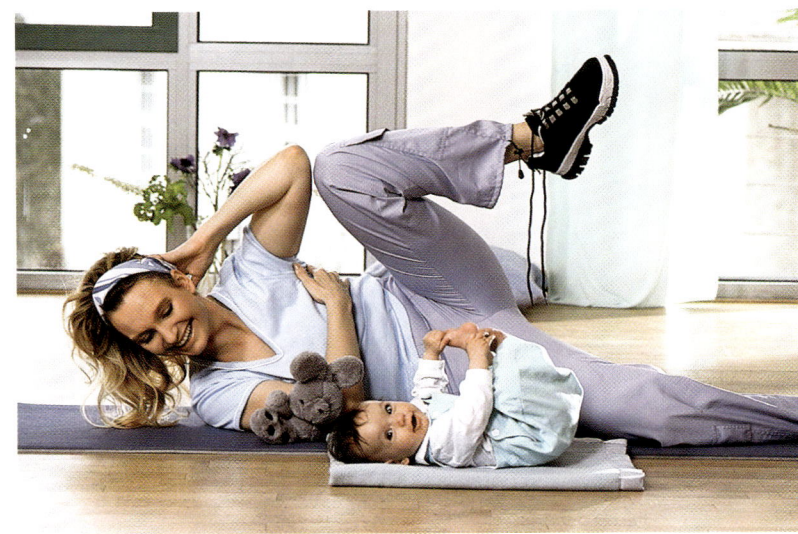

Käfer auf der Seite

Ausgangsstellung

Rechte Seitenlage, die angewinkelten Beine liegen aufeinander. Das Baby ruht auf einer warmen Unterlage vor Ihnen. Legen Sie Ihre rechte Hand oben auf Ihren seitlichen Brustkorb; platzieren Sie ein Quietschepüppchen unter dem rechten Oberarm, knapp oberhalb des Ellenbogens. Legen Sie Ihre linke Hand hinter Ihr linkes Ohr; der Ellenbogen zeigt nach oben.

Bewegungsablauf

Heben Sie gleichzeitig das linke Bein und den Oberkörper, bis Ellenbogen und Oberschenkel sich berühren. Üben Sie dabei mit dem rechten Oberarm Druck auf das Püppchen aus, sodass es quietscht – ausatmen und Spannung halten.
Bein und Oberkörper bis kurz über der Unterlage senken – einatmen.
Stellen Sie sich vor, Sie seien ein Käfer, der auf der Seite liegt und versucht sich aufzurichten.
Nach der Hälfte der Sätze Seite wechseln.

Das Kind

Ihr Baby wird sich zu Ihnen drehen und gezielt nach der Geräuschquelle greifen. Mit den Händen und dem Mund wird das Quietschepüppchen nun gründlich untersucht werden.

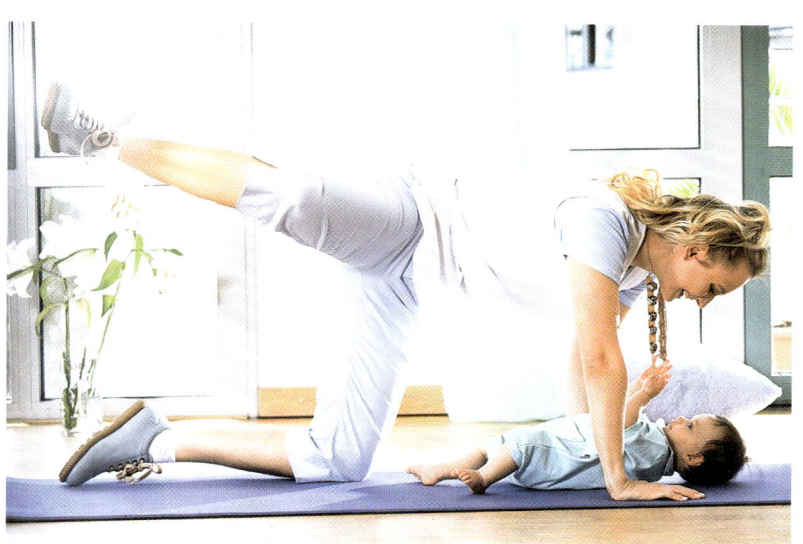

Beinheben wie ein Hund

Ausgangsstellung
Vierfüßerstand. Das Baby liegt in Rückenlage zwischen Ihren Händen. Hängen Sie sich ein Schellenband so um den Hals, dass das Baby es mit seinen Händen und Füßen erreichen kann.

Bewegungsablauf
Heben Sie das rechte Bein seitlich an, bis der Oberschenkel in der Waagerechten ist (wie ein Hund, der sein Bein hebt) – einatmen. Bein wieder senken, bis das Knie knapp über dem Boden schwebt – ausatmen.
Nach der Hälfte der Sätze Beine wechseln.

Das Kind
Das Baby wird versuchen, durch gezielte Bewegungen die Schellen zum Klingen zu bringen.

TIPPS
- Rücken ruhig und waagerecht halten – nicht mit Schwung arbeiten!
- Gewichtsmanschetten an den Fußgelenken erhöhen die Intensität.

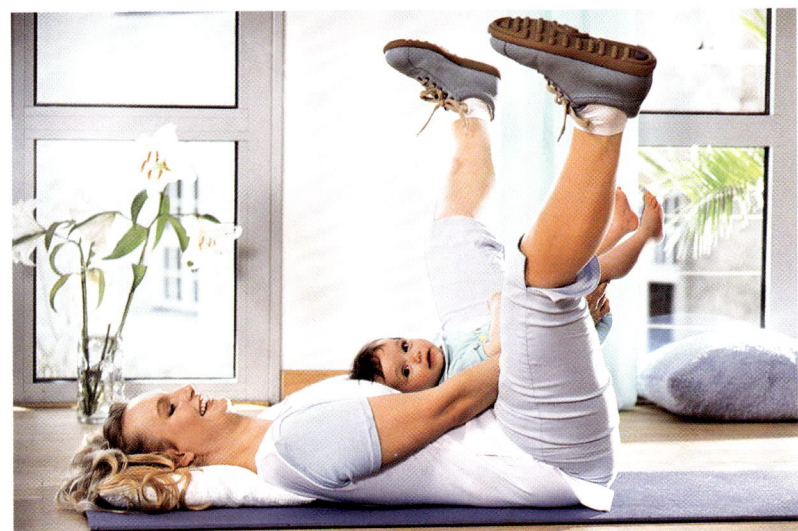

Beinschere

Ausgangsstellung

Rückenlage, Beine angewinkelt, Füße sind flach aufgestellt. Legen Sie das Baby in Rückenlage auf Ihren Bauch, fassen Sie es an den Unterschenkeln und sichern Sie es seitlich mit Ihren Oberarmen. Heben Sie nacheinander Ihre Beine in die Luft bis zu einem rechten Hüftwinkel; Füße sind hüftbreit auseinander; Beine leicht gebeugt halten.

Bewegungsablauf

Drehen Sie die Beine von der Hüfte her ein (Zehenspitzen zeigen zueinander) und öffnen Sie die Beine. Schieben Sie gleichzeitig die Beine des Babys zwischen Ihre geöffneten Beine.

Drehen Sie die Beine von der Hüfte her aus (Zehenspitzen zeigen nach außen) und schließen Sie die Beine wieder. Ziehen Sie gleichzeitig die Beine des Babys an und drücken Sie die Knie leicht in den kleinen Bauch. Gleichmäßig atmen. Gewichtsmanschetten an den Fußgelenken erhöhen die Intensität.

Das Kind

Das Baby wird Ihren Füßen fasziniert hinterherschauen. Diese Übung fördert die Beweglichkeit der Beinchen und des Hüftgelenkes.

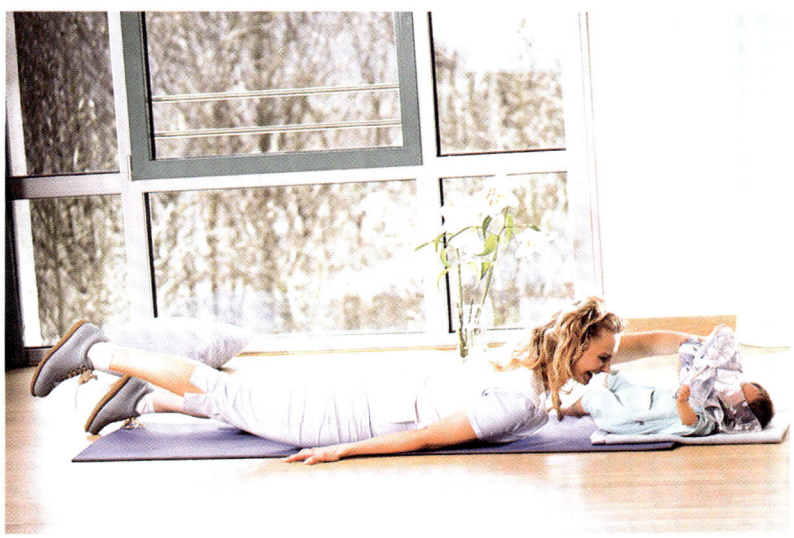

Guck-guck in Bauchlage

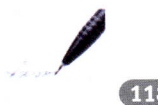

118

Ausgangsstellung
Bauchlage, Beine sind lang ausgestreckt. Legen Sie ein flaches Kissen unter Ihre Beckenknochen. Das Baby liegt auf einer warmen Unterlage vor Ihnen. Rechtes Bein und linker Arm sind aktiv: Linker Fuß und rechter Arm bleiben während der ganzen Übung auf dem Boden. Nehmen Sie ein leichtes Tuch in die linke Hand.

Bewegungsablauf
Spannen Sie das Gesäß und den Beckenboden an und heben Sie gleichzeitig das rechte Bein und den linken Arm. Heben Sie dabei das Tuch, lachen Sie Ihr Kind an und rufen Sie „Guck-guck!".

Heben Sie den Kopf dabei nicht zu weit; Kopf, Nacken und Wirbelsäule bilden eine gerade Linie. Entspannen Sie Ihre Muskeln und senken Sie das Bein und den Arm wieder. Legen Sie dabei das Tuch leicht über das Gesicht des Babys und fragen Sie „Wo ist (Name des Babys)?".
Nach der Hälfte der Sätze Seiten wechseln.

Das Kind
Ihr Baby wird mit Spannung auf das nächste Guck-guck warten.

Im ServiceCenter auf den Seiten 118–121 finden Sie die Trainingsplantabelle mit Angaben über die Anzahl der Wiederholungen und Sätze.

TIPPS
- Arme und Beine immer gegengleich heben.
- Beachten Sie, dass sich das Baby in diesem Alter noch nicht selber von dem Tuch befreien kann.

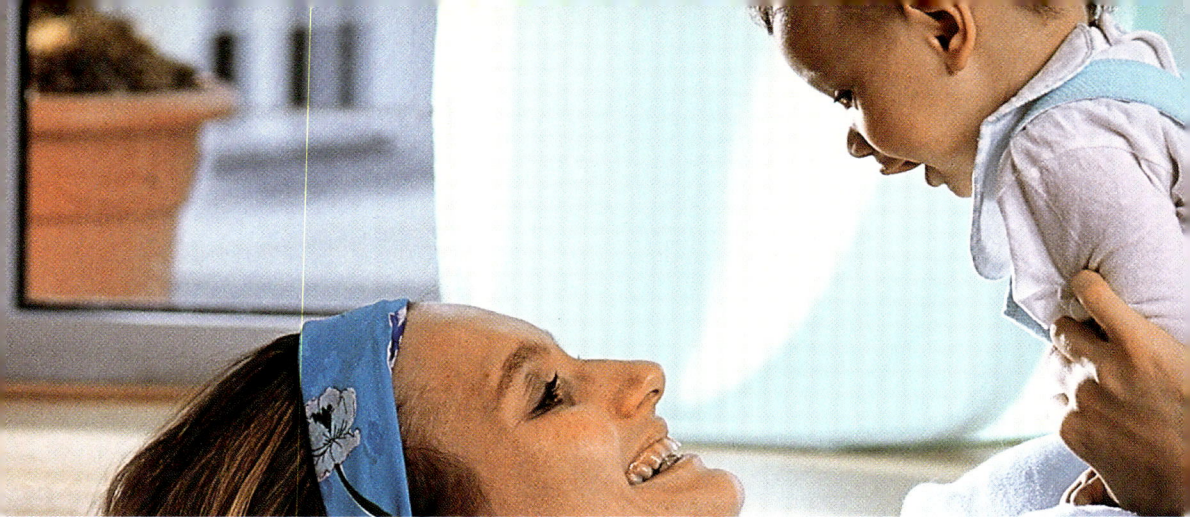

5. MONAT

Wenn Babys fliegen lernen

AUCH FÜR PAPIS

Ermuntern Sie Ihren Partner zum Mittrai-nieren. Vätern, die unsicher im Umgang mit ihren Babys sind, können die Übungen als Anleitungen zum Spiel dienen.

Die körperliche Entwicklung Ihres Kleinen geht schnell voran und täglich wird es Sie mit etwas Neuem überraschen.

Die Hände werden nun zunehmend als Werkzeug eingesetzt. Wenn Sie Ihrem Baby das in die Übung einbezogene Spielzeug überlassen, so wird es sich intensiv damit beschäftigen und den Gegenstand von einer Hand in die andere wechseln. Fällt ihm etwas aus der Hand, wird das Kind dem Objekt hinterher-schauen und Sie unmissverständlich dazu auffordern, es ihm wiederzugeben.

Wenn Ihr Baby bäuchlings auf einer Unterlage liegend seinen Oberkörper hebt und sich seitlich nach einem Spielzeug reckt, so kann es leicht passieren, dass es das Gleichgewicht verliert und dann, wenn auch eher zufällig, auf den Rücken rollt.

Ihr Baby entdeckt auch, dass die Beine Teil seines Körpers sind und dass man sie kontrolliert bewegen kann. In der Bauchlage wird das Baby die ersten Trockenschwimmversuche unternehmen: Arme und Beine werden gleichzeitig abgehoben und mit kräftigen Stößen gestreckt. Besonderen Spaß macht ihm dies, wenn es dabei, wie bei der Armübung, hoch über Mami oder Papi schwebt: frei wie ein Vogel und doch sicher gehalten, genießt es, langsam durch die Luft zu segeln.

Auch wenn Ihr Sprössling nun nicht mehr gerne liegt, so fehlt es ihm doch noch an Stabilität im Sitzen. Geben Sie dem Baby immer mit Ihrem eigenen Körper Halt und lassen Sie es nirgendwo, auch nicht von Kissen gestützt, alleine sitzen. Eine zu frühe und falsche Belastung des Rückgrates könnte permanente Schäden zufolge haben.

SIE BRAUCHEN:

- Isolierende, elastische Unterlage für Sie
- Warme Unterlage für Ihr Baby
- Schellenbänder
- Telefonbuch
- Rassel

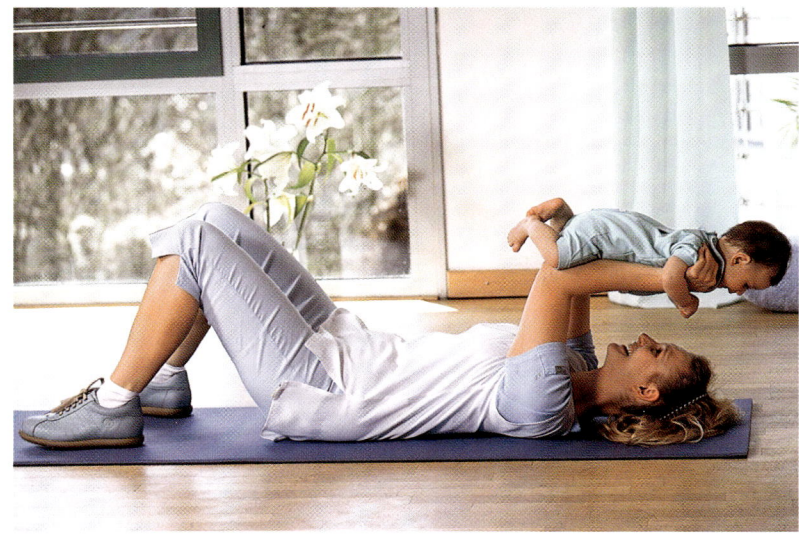

Armstrecken in Rückenlage

Ausgangsstellung

Rückenlage, Beine angewinkelt, Füße sind flach aufgestellt. Das Baby sitzt Ihnen zugewandt auf Ihrem Bauch. Fassen Sie das Baby mit beiden Händen am Brustkorb, heben Sie es an und drehen Sie Ihre Ellenbogen ein und unter das Kind, bis es bäuchlings auf Ihren Unterarmen liegt. Heben Sie Ihre Unterarme waagerecht über Ihren Kopf. Ihre Ellenbogen sind im rechten Winkel gebeugt.

Bewegungsablauf

Strecken Sie die Arme so weit wie möglich, ohne dass das Kind herunterrutscht, und beugen Sie sie wieder.

Das Kind

Das Baby wird von der neuen Perspektive fasziniert sein. Gleichzeitig lernt es, seine Balance zu halten, und es entwickelt ein dreidimensionales Raumempfinden.

TIPPS

■ Lendenwirbelsäule fest gegen die Unterlage gedrückt halten.
■ Die Oberarme bleiben während der Übung unbeweglich in der Ausgangsstellung. Konzentrieren Sie sich auf die Kraft im Trizeps.

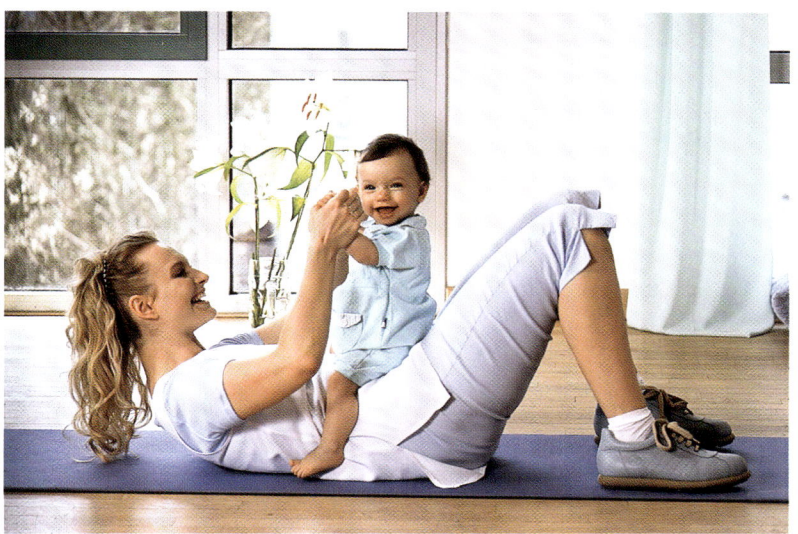

Crunches mit Hampelmann

Ausgangsstellung
Rückenlage, Beine angewinkelt, Füße flach aufgestellt. Setzen Sie das Baby Ihnen zugewandt auf Ihren Bauch, lehnen Sie es an Ihre Oberschenkel und fassen Sie seine Händchen.
Heben Sie Ihren Oberkörper leicht vom Boden.

Bewegungsablauf
Ziehen Sie den Beckenboden ein, spannen Sie das Gesäß an und heben Sie Ihren Oberkörper, bis die Schulterblätter die Unterlage nicht mehr berühren. Strecken Sie die Arme des Babys dabei vorsichtig nach oben und atmen Sie aus.
Senken Sie Ihren Oberkörper ab, bis die Schulterblätter den Boden wieder leicht berühren, und entspannen Sie die Beckenbodenmuskeln; dabei die Arme des Babys vorsichtig wieder nach unten führen – einatmen.
Übung langsam und kontrolliert ausführen!

Das Kind
Der Bewegungsradius der Ärmchen, die wie bei einem Hampelmann hoch und runter gehen, wird vergrößert, und die Beweglichkeit des Schultergürtels gefördert. Ihr Baby hingegen wird es genießen, Ihr Gesicht zur Abwechslung einmal von oben zu betrachten.

TIPPS
■ Konstante Spannung in den Bauchmuskeln halten; den Kopf nicht zwischendurch ablegen.
■ Lendenwirbelsäule während der ganzen Übung fest gegen die Unterlage gedrückt halten.

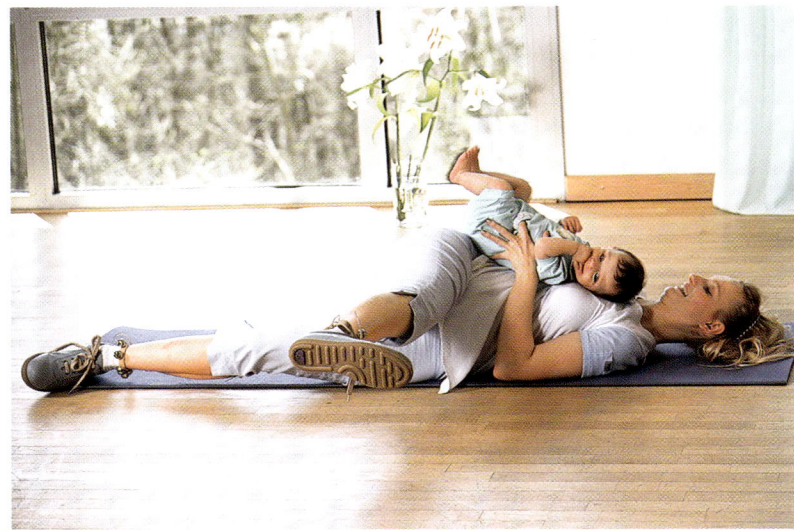

Wiege mit einem Bein

TIPPS

■ Beide Schulterblätter während der ganzen Übung am Boden halten.
■ Bein nicht zwischendurch seitlich ablegen, sondern Position über dem Boden kurz halten.

Ausgangsstellung

Rückenlage, Beine ausgestreckt, Schellenbänder an den Knöcheln befestigt. Legen Sie Ihr Baby in Rückenlage auf Ihren Bauch und sichern Sie es mit den Händen seitlich am Brustkorb. Linkes Bein leicht beugen.

Heben Sie das rechte Bein in die Luft, bis es mit Ihrem Oberkörper einen rechten Winkel bildet; Knie leicht gebeugt halten.

Die Lendenwirbel sollten in der Ausgangsstellung auf der Unterlage liegen.

Bewegungsablauf

Neigen Sie das rechte Bein langsam zur linken Seite, bis der Fuß den Boden leicht berührt; Hüfte rollt zur selben Seite mit – einatmen. Das Baby dient als Gegengewicht, indem Sie es auf der gegengleichen Seite Ihres Oberkörpers halten.

Heben Sie das Bein und bringen Sie es wieder in die Ausgangsstellung – einatmen. Das Baby rutscht wieder in die Mitte des Oberkörpers zurück.

Nach der Hälfte der Sätze Beine wechseln.

Das Kind

Das Baby übt, sein Gleichgewicht zu halten, indem es ein Bein abspreizt. Die bunten, klingelnden Bänder erhöhen die Freude an der gemeinsamen Bewegung.

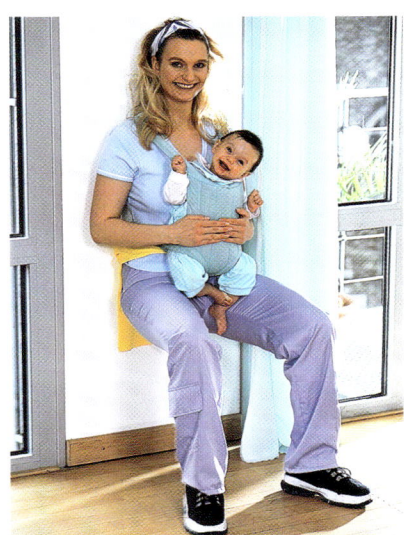

Känguru-Squats an der Wand

Ausgangsstellung

Tragen Sie das Baby in einem Tragebeutel vor der Brust. Lehnen Sie sich mit dem Rücken an eine glatte Wand; Füße sind ein bis zwei Fußlängen von der Wand entfernt und mindestens hüftbreit auseinander aufgestellt; Zehenspitzen zeigen leicht nach außen. Beine leicht beugen.

Bewegungsablauf

Beugen Sie Ihre Knie langsam, bis die Oberschenkel waagerecht sind; Rücken dabei fest an die Wand pressen – einatmen. Ziehen Sie den Beckenboden ein, spannen Sie das Gesäß an und drücken Sie Ihre Lendenwirbelsäule an die Wand. Strecken Sie nun die Beine, bis die Knie wieder nur leicht gebeugt sind – ausatmen.

Das Kind

Das Baby dient als zusätzliches Gewicht. So nah an Sie gekuschelt fühlt es sich wohl und es wird die sanfte Auf- und Abbewegung genießen.

VARIATION

Sitzposition für mehrere Sekunden halten – nicht wippen! Gleichmäßig atmen.

TIPP

Stellen Sie sich vor, Sie würden sich auf einen Stuhl setzen: das Gewicht auf dem ganzen Fuß lassen, nicht die Fersen heben, Knie nicht über die Zehen schieben.

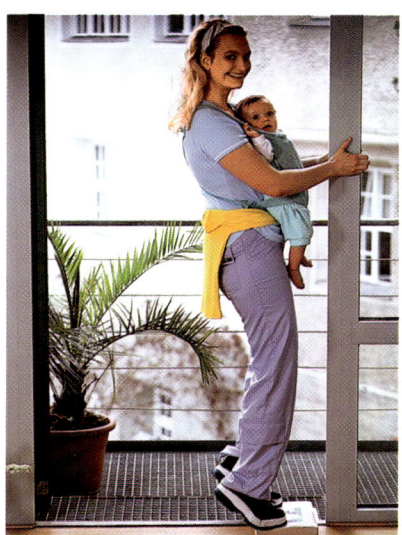

Fersenstütz im Stand, beidseitig

■ Das Gewicht auf den Füßen lassen und nicht nach vorn lehnen. Den Türrahmen nur zur Unterstützung des Gleichgewichtes nutzen.

■ Oberkörper aufrecht halten (Brust raus, Schultern zurück, Augen blicken geradeaus).

Ausgangsstellung
Tragen Sie das Baby in einem Tragebeutel vor der Brust. Legen Sie ein kleines Podest, z. B. ein Telefonbuch, innen an einen Türrahmen und stellen Sie sich, quer zu der Zarge, darauf; Füße sind hüftbreit auseinander; die Zehenspitzen sind auf dem Podest, die Fersen stehen über. Zarge mit beiden Händen auf Brusthöhe fassen; Arme und Beine leicht beugen.

Bewegungsablauf
Heben Sie die Fersen so hoch wie möglich, wobei die Knie leicht gebeugt bleiben. Spannen Sie Ihre Waden an und drücken Sie den Spann vor – einatmen und Position kurz halten.

Senken Sie die Fersen wieder langsam bis knapp über den Boden – ausatmen.

Das Kind
Das Baby dient als zusätzliches Gewicht und erhöht damit die Intensität der Übung. Die körperliche Nähe zu Ihnen und die beruhigende Bewegung vermitteln ihm Halt und Geborgenheit.

VARIATION
Ausgangsposition mit angehobenen Fersen. Senken Sie die Fersen nur bis zur Mitte und heben Sie sie wieder.

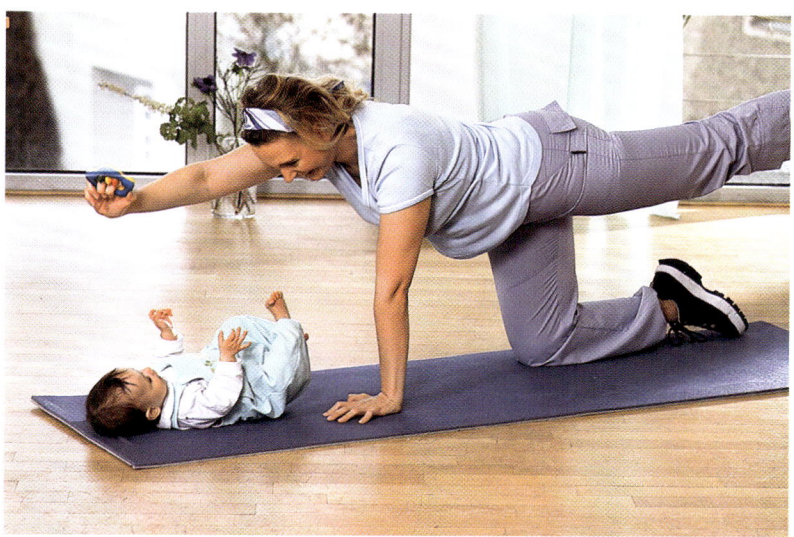

Flieger im Kniestand

Ausgangsstellung

Vierfüßerstand, auf Händen und Knien abgestützt. Das Baby liegt in Rückenlage zwischen Ihren Händen. Nehmen Sie eine Rassel in die rechte Hand. Beckenboden einziehen, Bauch- und Gesäßmuskeln anspannen.

Bewegungsablauf

Strecken Sie den rechten Arm mit der Rassel nach vorn und gleichzeitig das linke Bein nach hinten. Halten Sie die Spannung und lassen Sie die Rassel ertönen. Senken Sie Arm und Bein gleichzeitig.

Nach der Hälfte der Sätze Seiten wechseln.

Gewichtsmanschetten an Hand- und Fußgelenken erhöhen die Intensität.

Das Kind

Geben Sie Ihrem Baby das Spielzeug, wenn es danach greift. Führen Sie die Übung mit leerer Hand weiter aus, bis Ihr Kind den Gegenstand verliert und Sie ihn wieder vor seinen Augen auf und ab bewegen können. Zufassen, halten und fallen lassen sind wichtige Koordinationsübungen für Ihr Kind.

TIPPS

■ Übung langsam und kontrolliert ausführen, sodass der Rücken ruhig bleibt – nicht mit Schwung arbeiten!
■ Heben Sie Arme und Beine immer gegengleich und nicht höher als bis in die Waagerechte.

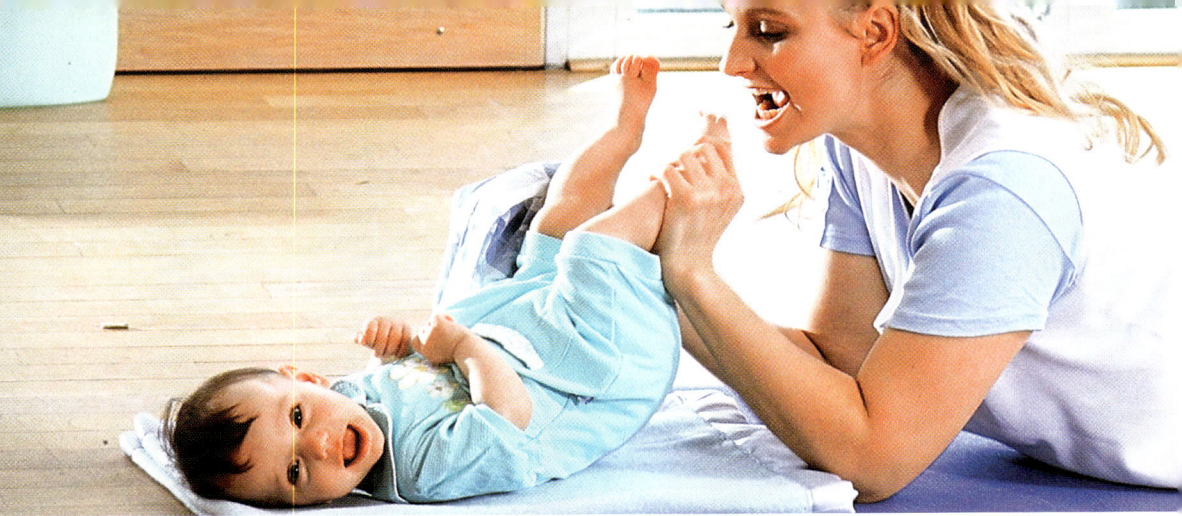

6. MONAT

Als Trampolin dient ein fester Bauch

Auch wenn Sie vielleicht gelegentlich stöhnen, dass das Transportieren Ihres Kindes in der Babyschale mittlerweile eine Kraftübung in sich geworden ist, so sind Sie doch stolz auf das Wachstum und die Entwicklung Ihres Babys. Es ist voller Energie, verspielt und keck. Besonders drollig ist es, wenn Ihr Kleines seine Füße erforscht und an den kleinen Zehen saugt. Diese Stretching-Übung würden Sie ihm sicher gerne nachmachen ....

Die Rückenmuskulatur Ihres Kindes wird zunehmend stärker und in Sitzhaltung wird es den Kopf auch bei seitlicher Neigung aufrecht halten. Wenn Sie es bei den Übungen auf Ihren Bauch setzen, so wird es dort wahrscheinlich erst einmal begeistert auf und ab hopsen, indem es sich mit den Füßen vom Boden abstößt. Diese Hüpfbewegungen stärken seine Bein- und Bauchmuskulatur und trainieren seinen Gleichgewichts- sinn. Genießen Sie die fröhliche Ausgelassenheit Ihres Knirpses und mildern Sie die Stöße, indem Sie Ihren Bauch anspannen – auch dies festigt Ihre Bauchmuskeln.

Seit Ihr Baby gelernt hat, sich schnell vom Rücken auf den Bauch zu rollen, liegt es lieber in der Bauchlage, da es so einen besseren Überblick hat und nahe Objekte leichter erreichen kann. Besonders spannend ist deshalb die Bauchmuskel- übung: Ihr Kleines schwebt nicht nur hoch über Ihnen, son- dern es ist auch in unmittelbarer Nähe eines lustigen Luft- ballons.

Babys lieben sich wiederholende Melodien. Bei den Übungen, denen Sprechreime und Kinderlieder zugeordnet sind, erlebt Ihr Kind Sprache und Bewegung als Einheit. Erzählen Sie ihm bei den übrigen Übungen, was Sie gerade machen, auch wenn es die Worte noch nicht verstehen kann. Bewegungsbeschrei- bungen wie „Auf und ab und auf und ab..." werden zu einem rhythmischen Singsang, durch den Sie Ihrem Baby ein Gefühl für Rhythmus und Geschwindigkeit vermitteln.

SIE BRAUCHEN:
- Isolierende, elasti- sche Unterlage für Sie
- Warme Unterlage für Ihr Baby
- Schwach aufge- blasenen Luftballon
- Schellenbänder

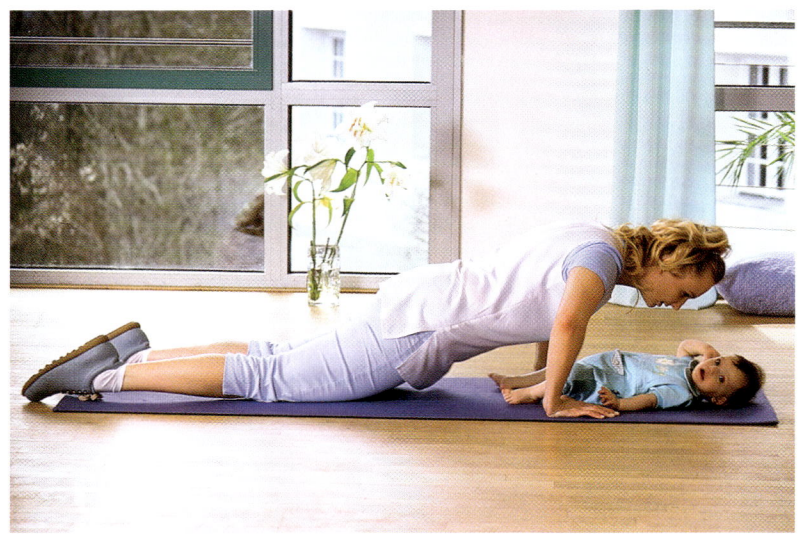

Liegestütz auf Knien

Ausgangsstellung

Vierfüßerstand, auf Händen
und Knien abgestützt. Hände
etwas mehr als schulterbreit auseinander, Finger zeigen nach
vorn, Ellenbogen sind leicht gebeugt. Das Baby liegt in Rückenlage zwischen Ihren Händen mit
dem Bauch auf der Höhe Ihrer
Finger.
Lehnen Sie Ihren Körper nach
vorn, bis die Oberschenkel und
der Rücken eine fast gerade Linie
bilden – die Hüfte ist nur leicht
gebeugt; die Hände befinden sich
auf Höhe der Schultern.

Bewegungsablauf

Beugen Sie die Ellenbogen, senken Sie Ihren Oberkörper und
geben Sie Ihrem Baby ein Küsschen – einatmen. In der Beugung
zeigen die Ellenbogen nach
außen.
Strecken Sie die Ellenbogen wieder, bis sie nur noch leicht gebeugt sind, und heben Sie den
Oberkörper – ausatmen.

Das Kind

Ihr Baby wird viel Freude an der
regelmäßigen Liebkosung haben
und voller Spannung auf das
nächste Küsschen warten.

VARIATION

Halten Sie die Position unten
oder auf mittlerer Höhe für ein
paar Sekunden, z. B. wenn Ihr
Baby Sie an den Haaren festhält.

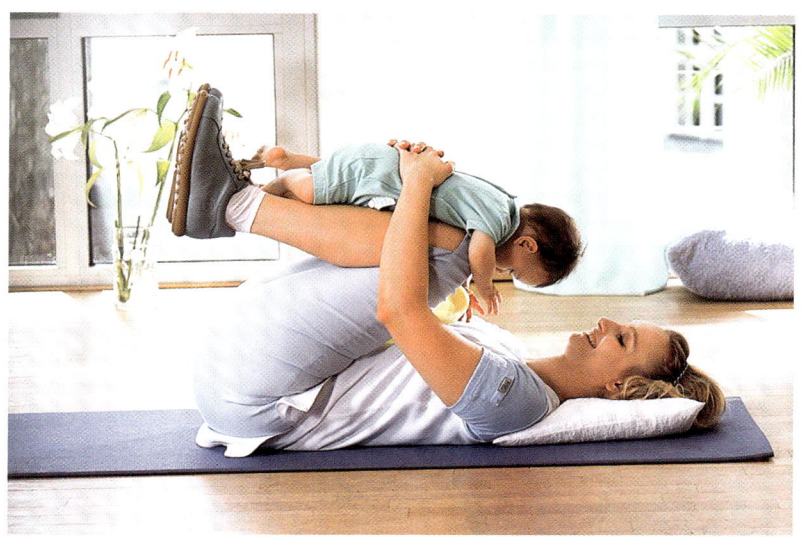

Crunches mit Luftballon

Ausgangsstellung
Rückenlage, Beine sind angewinkelt. Heben Sie die Beine nacheinander über den Rumpf; die Unterschenkel sind waagerecht. Legen Sie das Baby bäuchlings auf Ihre Unterschenkel. Sichern Sie es seitlich mit beiden Händen.
Klemmen Sie einen schwach aufgeblasenen Luftballon zwischen Ihre Oberschenkel und Ihren Brustkorb. Oberkörper und Kopf bleiben entspannt am Boden.

Bewegungsablauf
Ziehen Sie den Beckenboden ein; spannen Sie Ihre Bauchmuskeln an und ziehen Sie die Knie an die Brust, wobei sich das Becken von der Unterlage hebt; den Luftballon so stark wie möglich zusammendrücken – ausatmen. Entspannen Sie den Beckenboden und die Bauchmuskeln, wobei sich das Becken wieder senkt; der Druck auf den Luftballon lässt nach – einatmen.

Das Kind
Nicht nur die ungewohnte Perspektive, sondern auch der bunte Luftballon werden Ihr Baby faszinieren.
Der Luftballon erhöht zudem den Widerstand bei der Ausführung der Übung.

TIPPS
■ Übung langsam und kontrolliert ausführen – nicht mit Schwung arbeiten!
■ Zur Entspannung zwischen den Sätzen die Knie ohne Luftballon an die Brust ziehen und das Baby auf den Unterschenkeln wippen lassen.
■ Achten Sie darauf, dass der Luftballon nicht platzt – das würde das Baby sehr erschrecken.

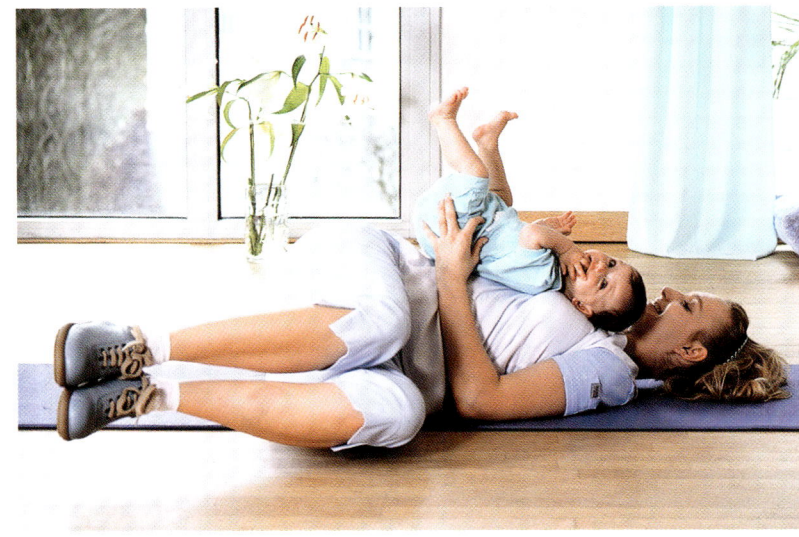

Wiege mit beiden Beinen

Ausgangsstellung
Rückenlage, Beine angewinkelt, Füße flach aufgestellt. Legen Sie Ihr Baby bäuchlings auf Ihren Bauch. Stützen Sie das Kind während der Übung mit beiden Händen seitlich am Brustkorb. Heben Sie nacheinander die Beine, bis die Knie über Ihrem Rumpf sind; Unterschenkel waagerecht halten.

Bewegungsablauf
Neigen Sie beide Beine zu einer Seite, bis der Oberschenkel des unteren Beins den Boden leicht berührt; die Hüfte rollt zur selben Seite mit – einatmen. Das Baby dient als Gegengewicht, indem Sie es auf der gegengleichen Seite Ihres Oberkörpers halten.

Heben Sie die Beine und bringen Sie sie wieder in die Ausgangsstellung – einatmen. Das Baby rutscht wieder in die Mitte der Oberkörpers zurück. Dann die Beine zur anderen Seite neigen.

Das Kind
Das Baby, das gerade gelernt hat, sich durch Gewichtsverlagerung über die Seite zu drehen, wird viel Spaß an der gemeinsamen, rollenden Bewegung haben.

TIPPS

■ Bein nicht zwischendurch seitlich ablegen, sondern Position über dem Boden kurz halten.

■ Unterschenkel im rechten Winkel zum Oberschenkel halten, Fersen zwischendurch nicht senken.

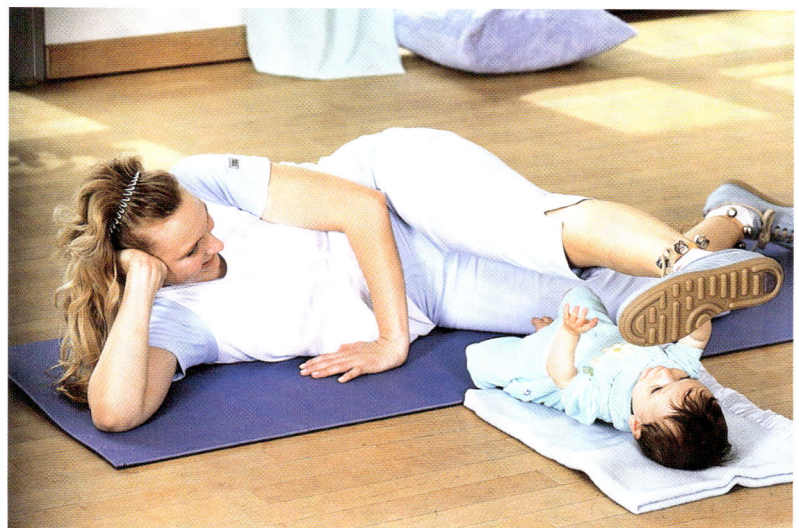

Beinseitheben im rechten Winkel

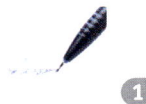

118

Ausgangsstellung
Rechte Seitenlage, leicht angewinkelte Beine liegen aufeinander, Schellenbänder um die
Knöchel gebunden. Das Baby
liegt auf dem Rücken im rechten
Winkel zu Ihnen, sodass die
Beinchen zu Ihnen zeigen. Den
rechten Ellenbogen aufstützen,
die rechte Hand hält Ihren Kopf.
Heben Sie Ihr linkes Bein leicht
an und führen Sie es bis zu einem
rechten Hüftwinkel vor den
Rumpf; Ihr Fuß schwebt nun
über dem Gesicht des Babys. Die
Zehen und die Ferse befinden
sich auf gleicher Höhe.

Bewegungsablauf
Heben und senken Sie Ihr linkes
Bein über dem Baby.

Nach der Hälfte der Sätze Seite
wechseln.
Gewichtsmanschetten an den
Fußgelenken erhöhen die Intensität.

Das Kind
Von der Bewegung und dem
Klingeln über seinem Kopf angeregt, wird Ihr Baby versuchen,
nach den Schellen zu greifen.
Halten Sie das Bein zwischendurch ruhig und lassen Sie es mit
den Schellen spielen.

VARIATION
Beugen und strecken Sie das Bein
in der Waagerechten, sodass die
Schellen über dem Kind noch
mehr erklingen.

Im ServiceCenter
auf den Seiten
118–121 finden Sie
die Trainingsplan-
tabelle mit Angaben
über die Anzahl der
Wiederholungen und
Sätze.

TIPPS
■ Bein nicht zu hoch
heben; der größte
Trainingseffekt liegt
bei einem Winkel zwi-
schen den Beinen von
15 bis 45 Grad.
■ Beinbewegung lang-
sam und kontrolliert,
d. h. ohne Schwung,
ausführen.

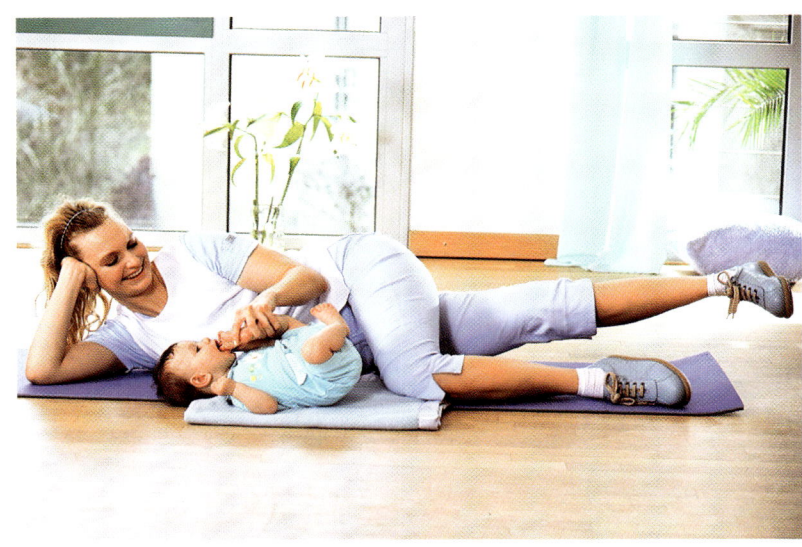

Beinheben in Seitenlage

Ausgangsstellung
Rechte Seitenlage, Kopf auf der rechten Hand aufgestützt. Das Baby ruht auf einem Kissen vor Ihnen. Fassen Sie mit der linken Hand das auf Ihrer Seite liegende Füßchen Ihres Babys.
Beugen Sie das linke Bein und legen Sie es mit dem Unterschenkel vor dem Körper ab. Heben Sie das rechte Bein leicht vom Boden.

Bewegungsablauf
Heben Sie das untere Bein so hoch wie möglich, ohne den Rest Ihres Körpers zu bewegen – einatmen und Spannung halten. Gleichzeitig bewegen Sie das Füßchen so weit wie möglich zum Mund Ihres Babys.

Senken Sie das Bein bis kurz über der Unterlage – ausatmen. Gleichzeitig senken Sie den Fuß Ihres Babys wieder.
Nach der Hälfte der Sätze das Bein, auch das des Babys, wechseln.
Gewichtsmanschetten an den Fußgelenken erhöhen die Intensität.

Das Kind
Diese Übung fördert die Beweglichkeit der Beine und des Hüftgelenkes.

VARIATION
Halten Sie das untere Bein in der gehobenen Position und strecken und beugen Sie den Fuß.

TIPPS
■ Konstante Spannung halten; Bein nicht zwischendurch ablegen.
■ Beinbewegungen des Babys nur bei gesundem Hüftgelenk ausführen.

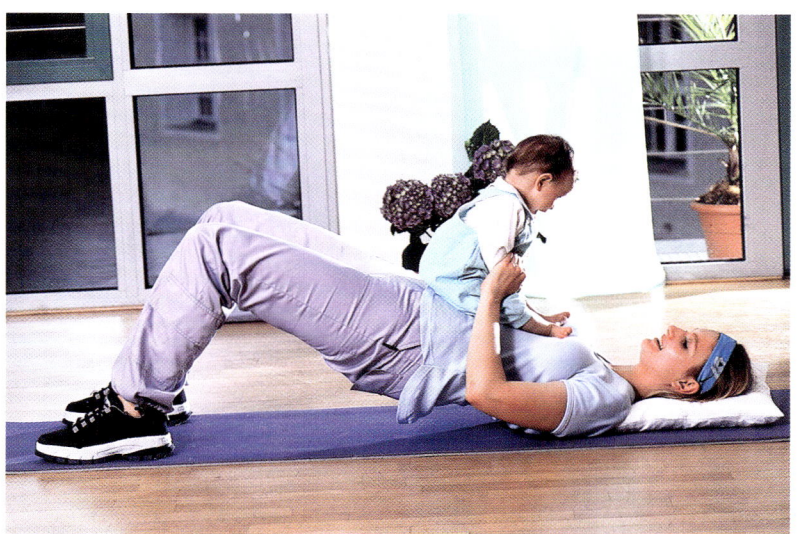

Pobrücke *Hugo Leckermäulchen ...*

Ausgangsstellung
Rückenlage, Beine angewinkelt, Füße sind flach aufgestellt. Setzen Sie das Baby auf Ihren Unterleib und lehnen Sie es an Ihre Oberschenkel. Fassen Sie seine Hände.

Bewegungsablauf
Ziehen Sie den Beckenboden ein, spannen Sie das Gesäß an und heben Sie die Hüfte nach oben, bis Oberschenkel und Rücken eine gerade Linie bilden – einatmen und Spannung halten. Senken Sie die Hüfte ab, bis das Gesäß den Boden wieder leicht berührt; Beckenbodenmuskeln entspannen – einatmen.

Bewegen Sie Ihre Hüfte im Takt des Kinderreimes *Hugo, Hugo, Leckermäulchen ...* (ein- bis zweimal pro Zeile).

Das Kind
Das Baby dient als zusätzliches Gewicht. Es reitet während der Übung munter auf Ihnen auf und ab.

VARIATION
Hüftposition oben halten und Gesäß rhythmisch fest zusammenkneifen.

Hugo, Hugo, Leckermäulchen,
setz dich auf dein Honiggäulchen,
nimm die Peitsche in die Hand,
reite durch das ganze Land.

(Volksgut)

TIPPS
■ Mit einem flachen Kissen unter dem Kopf können Sie Ihr Kind beobachten, ohne den Nacken zu verspannen.
■ Die Hüfte nicht zwischendurch ablegen.

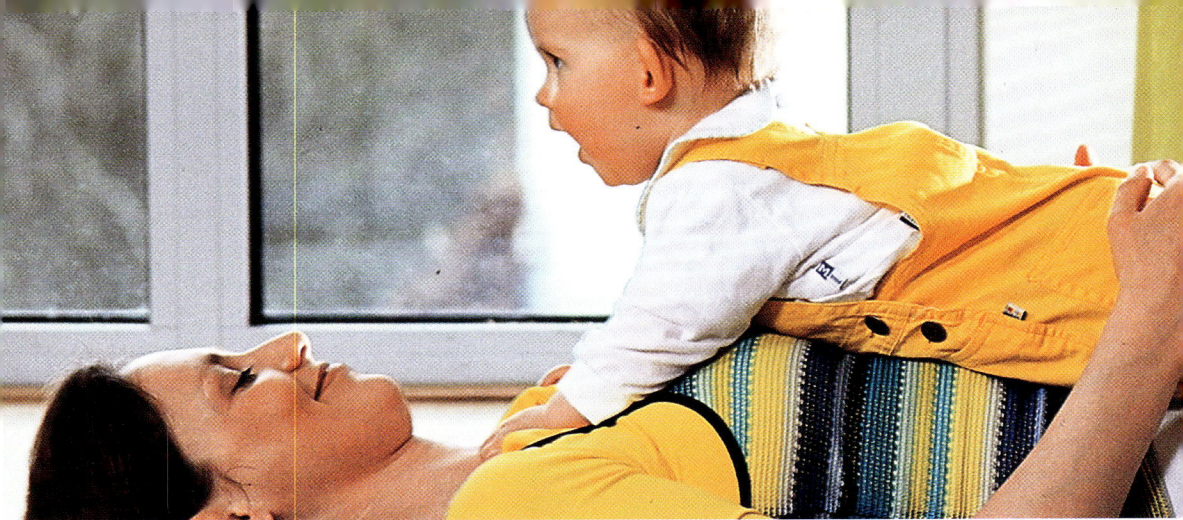

7. MONAT

Hoppe Reiter am liebsten im Galopp

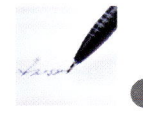

124

Vielleicht haben Sie inzwischen Lust bekommen, einem Fitness-Club beizutreten. Im *ServiceCenter* auf den Seiten 124–125 finden Sie Tipps zur Auswahl.

Möglicherweise beginnen Sie in diesem Monat mit dem Abstillen und dem Zufüttern von fester Nahrung. Ihre Brust wird dadurch zunehmend leichter werden und sich schließlich zu ihrer ursprünglichen Größe zurückbilden. Vorausgesetzt Sie haben regelmäßig Rückbildungsgymnastik betrieben und Ihre Beckenbodenmuskulatur ausreichend gefestigt, können Sie nun energieintensive Sportarten wie Joggen, Seilspringen, Power-Aerobics (Hi-Impact), Skifahren oder Mannschaftsspiele wie Hand- oder Volleyball wieder in Ihr Sportprogramm auf-

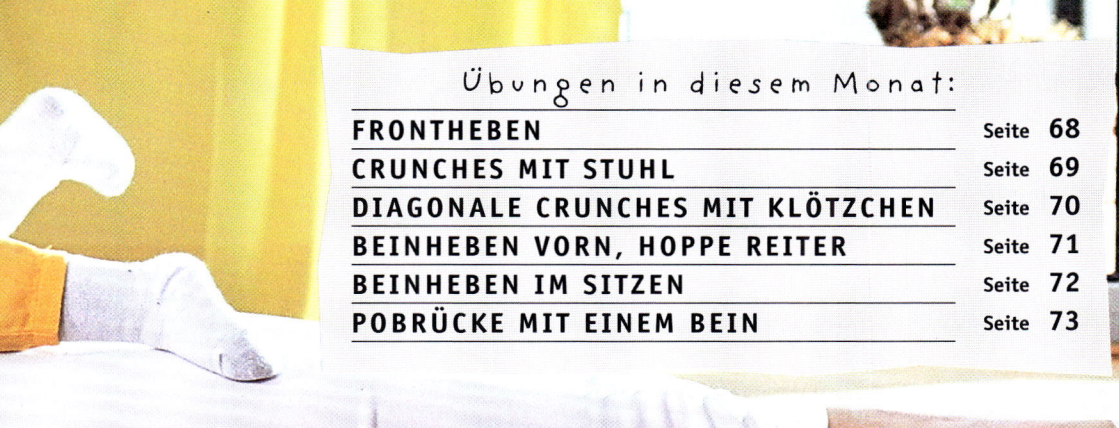

nehmen. Auch wenn Sie die hüpfenden Bewegungen dank des leichteren Busens nicht mehr als unangenehm empfinden, sollten Sie auf einen gut stützenden Sport-BH niemals verzichten, um das empfindliche Gewebe Ihres Dekolletés zu schonen.

Ihr Baby wäre in dieser Phase gerne mobiler, als es ist. Auf dem Bauch liegend stützt es sich mit gestreckten Armen auf flachen Händen ab oder es zieht die Beine unter den Bauch. Statt vorwärts schiebt es sich jedoch nur nach hinten, was häufig laute Unmutsäußerungen zur Folge hat. Überhaupt würde Ihr Baby lieber sitzen und stehen als liegen. Aus diesem Grund hat Ihr Baby besonders viel Spaß an Übungen, bei denen es geschaukelt, gewippt oder in die Luft gehoben wird – je wilder, desto besser.

SIE BRAUCHEN:

- Isolierende, elastische Unterlage für Sie
- Warme Unterlage für Ihr Baby
- Stuhl
- Zwei Holzklötzchen

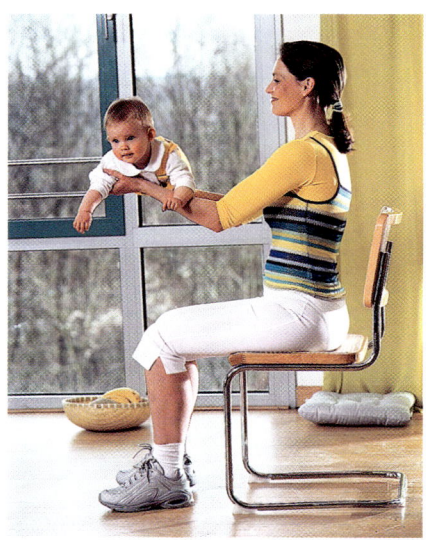

Frontheben

Ausgangsstellung

Auf die vordere Kante eines
Stuhles setzen, Rücken gerade
halten, Füße hüftbreit auseinander, Zehen zeigen nach vorn.
Halten Sie das liegende Baby in
den leicht gebeugten Armen.

Bewegungsablauf

Heben Sie Ihre Arme samt Baby
bis auf Schulterhöhe – einatmen.
Senken Sie Ihre Arme wieder
bis kurz über dem Schoß – ausatmen.
Lassen Sie die Arme so lang wie
möglich.

Das Kind

Das Baby dient als Gewicht auf
den Armen. Das Auf- und Ab-
schaukeln wird ihm nicht wild
genug sein können. Führen Sie
die Bewegung trotzdem langsam
und kontrolliert durch – nicht
mit Schwung arbeiten!

TIPPS

■ Konstante Spannung
halten; Arme nur so
weit absenken, dass
die Muskeln nicht völ-
lig entspannt werden.
■ Oberkörper aufrecht
halten (Brust raus,
Schultern zurück),
auch wenn Sie müde
werden.

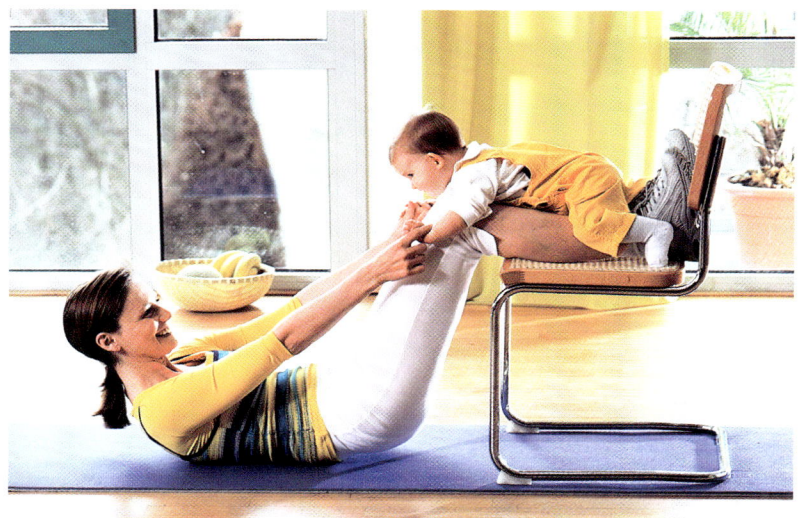

Crunches mit Stuhl

Ausgangsstellung

Legen Sie sich auf den Boden vor einen Stuhl. Heben Sie das Baby bäuchlings auf Ihre Unterschenkel. Heben Sie Ihre Fersen auf die Sitzfläche des Stuhles, sodass die Unterschenkel waagerecht sind. Stützen Sie das Kind während der Übung, indem Sie es an den Händchen halten.
Spannen Sie Ihre Gesäßmuskeln an und heben Sie Ihr Becken ca. 15 cm vom Boden. Schultern leicht vom Boden heben.

Bewegungsablauf

Ziehen Sie den Beckenboden ein, und heben Sie den Oberkörper, bis die Schulterblätter die Unterlage nicht mehr berühren – ausatmen.

Senken Sie Ihren Oberkörper, bis die Schulterblätter den Boden wieder leicht berühren – einatmen.
Dies ist eine kleine Bewegung. Seien Sie also nicht entmutigt, wenn Sie Ihren Oberkörper nicht mehr als ein paar Zentimeter heben können.

Das Kind

Die Aussicht von oben wird Ihr Kind begeistern. Die ungewohnte Position hilft ihm, ein dreidimensionales Raumempfinden zu entwickeln.

TIPPS

■ Das Becken zwischen den Wiederholungen nicht absetzen!
■ Konstante Spannung in den Bauchmuskeln halten; den Kopf nicht zwischendurch ablegen.

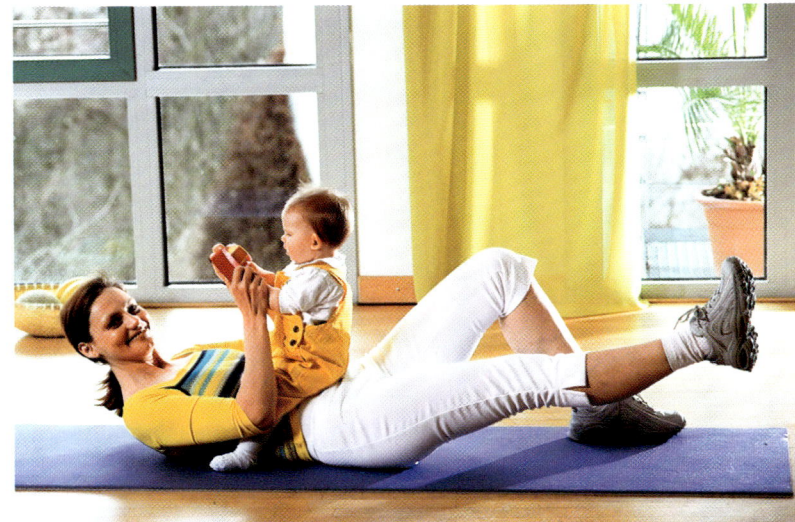

Diagonale Crunches mit Klopfen

Ausgangsstellung

Rückenlage. Beine sind leicht geöffnet (V-Position): linkes Bein ist angewinkelt, der Fuß flach aufgestellt; rechtes Bein ist ausgestreckt, ohne dass das Knie durchgedrückt ist. Setzen Sie das Baby auf Ihren Bauch, geben Sie ihm jeweils ein Holzklötzchen in die Hände und fassen Sie die Händchen. Heben Sie Ihren Oberkörper leicht vom Boden. Heben Sie das rechte Bein ca. 25 cm vom Boden ab.

Bewegungsablauf

Ziehen Sie den Beckenboden ein, spannen Sie das Gesäß an und heben Sie den Oberkörper diagonal zum rechten Bein, bis die Schulterblätter die Unterlage nicht mehr berühren; führen Sie dabei die Hände des Babys vorsichtig zusammen und schlagen Sie die Klötzchen aneinander – ausatmen.
Senken Sie den Oberkörper, bis die Schulterblätter den Boden wieder leicht berühren. Entspannen Sie die Beckenbodenmuskeln und führen Sie die Arme des Babys vorsichtig wieder auseinander – einatmen.
Nach der Hälfte der Sätze Beine wechseln.

Das Kind

Ihr Kind lernt eine neue Verwendung für die Klötzchen. Bald wird es selbstständig klopfen und hämmern.

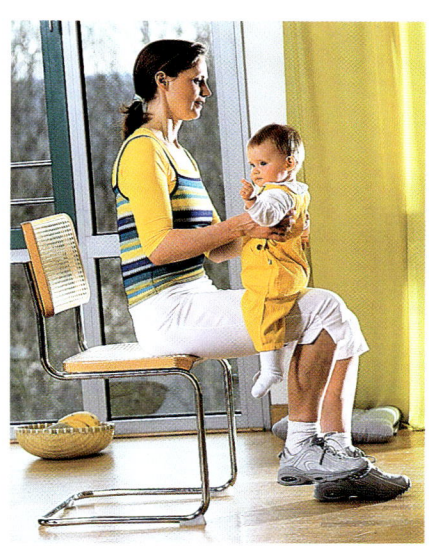

Beinheben vorn Hoppe Reiter...

Ausgangsstellung
Auf die vordere Kante eines Stuhles setzen. Setzen Sie das Baby auf Ihren rechten Oberschenkel und sichern Sie es mit beiden Händen an seinem Oberkörper. Heben Sie das rechte Bein, sodass der Fuß knapp über dem Boden schwebt.

Bewegungsablauf
Heben und senken Sie Ihr rechtes Bein mit gebeugtem Knie im Takt des Liedes *Hoppe, hoppe Reiter ...* (ein- bis zweimal pro Zeile) – dabei gleichmäßig atmen. Strecken Sie auf *Plumps* das rechte Bein und senken Sie es so weit ab, dass der Fuß knapp über dem Boden zum Stillstand kommt – Kind dabei gut festhalten.

Nach der Hälfte der Sätze Bein wechseln.
Gewichtsmanschetten an den Fußgelenken erhöhen die Intensität.

Das Kind
Das Baby wird mit Spannung den Augenblick des *Plumps* erwarten.

Hoppe, hoppe Reiter,
wenn er fällt, dann schreit er.
Fällt er in die Hecken,
fressen ihn die Schnecken.
Fällt er in den Graben,
fressen ihn die Raben.
Fällt er in den Sumpf,
dann macht der Reiter – plumps.

(Volksgut)

TIPP
■ Bein zwischendurch nicht absetzen, sondern Spannung halten.
■ Oberkörper aufrecht und ruhig halten (Brust raus, Schultern zurück), auch wenn Sie müde werden.

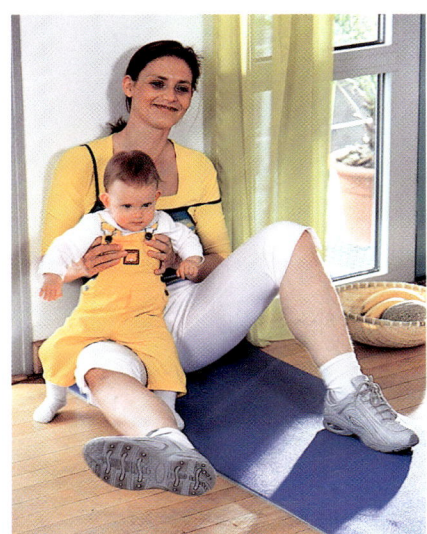

Beinheben im Sitzen

Ausgangsstellung

Setzen Sie sich auf den Boden und stützen Sie Ihren Rücken bequem gegen eine Wand ab. Linkes Bein ist angewinkelt, Fuß flach aufgestellt; rechtes Bein ist leicht gebeugt.
Setzen Sie das Baby auf Ihren rechten Oberschenkel und fassen Sie es am Brustkorb. Heben Sie das rechte Bein ca. 20 cm vom Boden, drehen Sie es von der Hüfte her aus, bis der Fuß waagerecht ist, und führen Sie das Bein samt Baby nach außen.

Bewegungsablauf

Führen Sie das rechte Bein nach innen zu dem aufgestellten Bein, dann nach außen in die Ausgangsposition. Gleichmäßig atmen.

Nach der Hälfte der Sätze Beine wechseln.
Gewichtsmanschetten an den Fußgelenken erhöhen die Intensität.

Das Kind

Das Baby dient als zusätzliches Gewicht. Je näher am Rumpf das Baby sitzt, desto einfacher ist die Übung. Ihr Kind wird die etwas wackelige Sitzposition sehr aufregend finden. Gleichzeitig trainiert es die Kopfhaltung und kräftigt seine Bauchmuskeln.

TIPP
Lassen Sie das gehobene Bein zwischen den Wiederholungen nicht den Boden berühren.

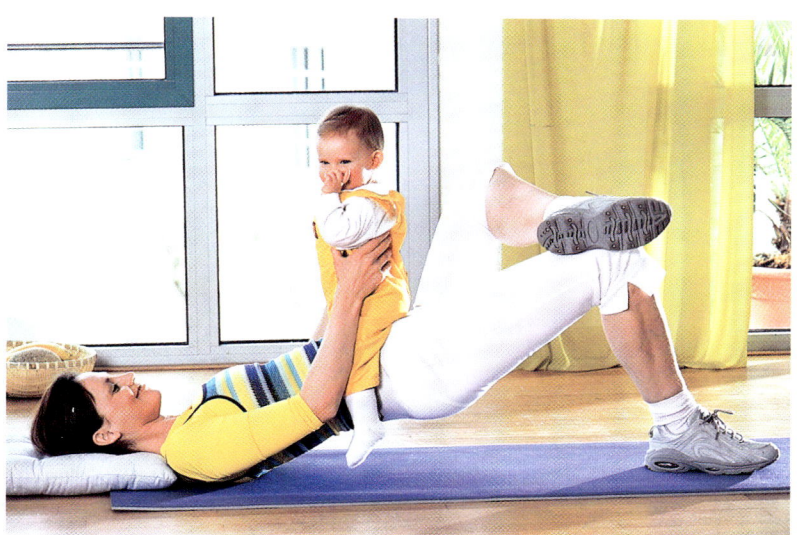

Pobrücke mit einem Bein

Ausgangsstellung
Rückenlage; rechtes Bein angewinkelt, Fuß flach aufgestellt.
Kreuzen Sie das linke Bein über
das rechte, indem Sie den linken
Knöchel knapp oberhalb des
Knies auf den rechten Oberschenkel legen. Drehen Sie das
linke Bein aus, sodass das Knie
nach außen zeigt. Setzen Sie das
Baby auf Ihren Unterleib und
lehnen Sie es an Ihren rechten
Oberschenkel.

Bewegungsablauf
Ziehen Sie den Beckenboden ein,
spannen Sie das Gesäß an und
heben Sie die Hüfte nach oben,
bis Oberschenkel und Rücken
eine gerade Linie bilden – einatmen und Spannung halten.

Senken Sie die Hüfte ab, bis das
Gesäß den Boden wieder leicht
berührt; Beckenbodenmuskeln
entspannen – einatmen.
Bewegen Sie Ihre Hüfte im Takt
des Kinderreimes *Hopp, hopp,
hopp* ... (ein- bis zweimal pro
Zeile).

Das Kind
Das Baby wird Sie nicht so
schnell aufhören lassen ...

Hopp, hopp, hopp,
Pferdchen lauf Galopp.
Über Stock und über Steine,
aber brich dir nicht die Beine.
Hopp, hopp, hopp,
Pferdchen lauf Galopp.

(Volksgut)

TIPPS
■ Mit einem flachen
Kissen unter dem Kopf
können Sie Ihr Kind
beobachten, ohne
den Nacken zu ver-
spannen.
■ Die Hüfte nicht zwi-
schendurch ablegen.

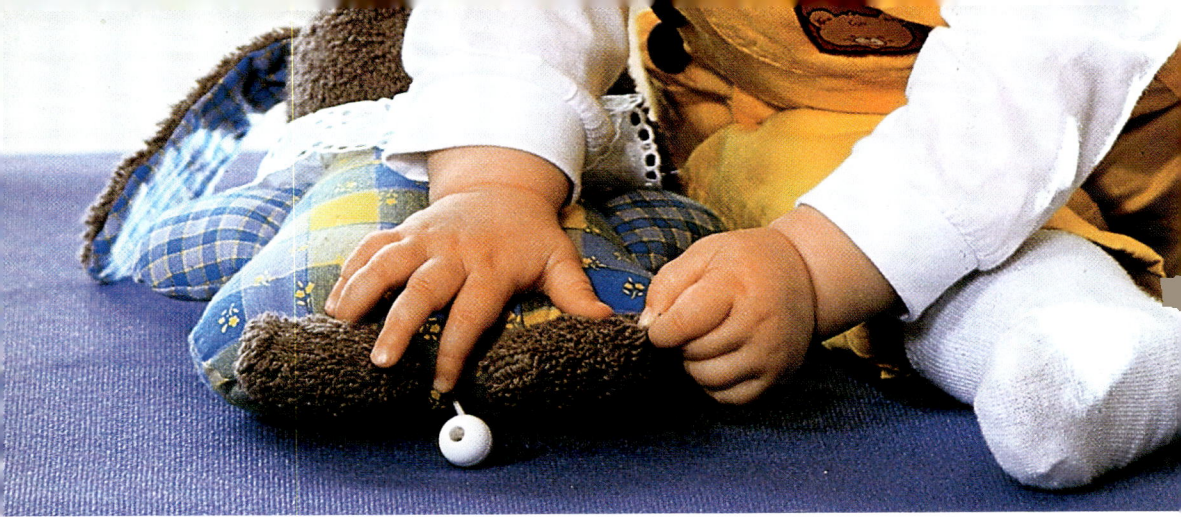

8. MONAT

Wenn kleine Krabbler ganz groß rauskommen

Am Anfang dieser Phase wird sich Ihr Kind noch auf dem Bauch durch die Wohnung robben oder sich seitwärts zu dem begehrten Spielzeug rollen. Doch eines Tages erkennt es, dass man sich auf Händen und Knien schneller bewegen kann, und es beginnt zu krabbeln. Ihr Sprössling wird Ihnen voller Stolz seine neu errungene Geschicklichkeit vorführen und, während Sie am Boden turnen, über Sie hinüberklettern.

Zur gleichen Zeit entdeckt Ihr Kind, dass es sich von der Krabbelposition über die Seite drehen und hinsetzen kann. Wenn es neben Ihnen auf dem Boden sitzt, wird es den Rücken gerade halten und die Beine strecken oder zur besseren Stabilität ein Bein anwinkeln.

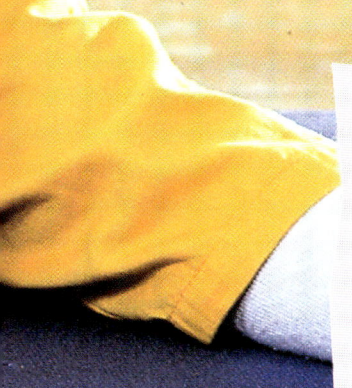

Mit einem großer Spiegel, in dem Ihr Kind sich und seine Umgebung wiedererkennt, kann es sich lange beschäftigen. Setzen Sie sich zwischen den Sätzen der Trizeps-Übung hinter Ihr Kind und zeigen Sie auf seine Körperteile, wie z. B. Augen und Nase, im Spiegelbild und an dem Kind selbst. Benennen Sie auch Ihre eigenen Körperteile. Ihr Kind entwickelt ein Gefühl für seinen Körper und sein abstraktes Denken wird geschult.

Ihr Baby lernt nun allmählich, bestimmte Worte und Sätze mit Handlungen zu verbinden. Wenn Sie Ihr Baby bei der schrägen Bauchmuskelübung fragen, wie groß es ist, und dabei seine Ärmchen in die Luft heben, so wird es auf die Frage bald selbstständig mit dieser Geste antworten. Diese „Partytricks" machen nicht nur Mami und Papi, sondern auch dem Baby Spaß.

SIE BRAUCHEN:

- Isolierende, elastische Unterlage für Sie
- Spiegel, ca. 50 cm breit und 100 cm hoch
- Schellenbänder
- Quietschepüppchen

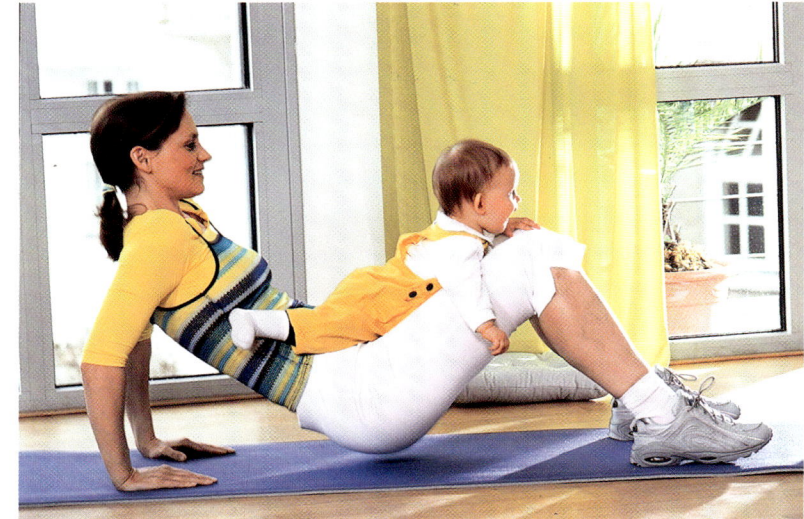

Dips

- Nicht nach vorn schwingen – Gewicht auf den Händen lassen. Der Winkel im Handgelenk sollte immer 90 Grad oder größer sein, um die Handgelenke zu schonen.
- Blickkontakt mit dem Kind halten; bei Anzeichen von Unruhe, die Übung sofort abbrechen.

Ausgangsstellung

Setzen Sie sich vor einen Spiegel auf den Boden; Beine sind angewinkelt. Füße sind hüftbreit auseinander und flach aufgestellt; die Fußspitzen zeigen nach vorn. Setzen Sie Ihr Baby mit Blick zum Spiegel auf Ihren Schoß und lehnen Sie es mit dem Bäuchlein gegen Ihre Oberschenkel. Achten Sie darauf, dass es sich gut festklammert. Stützen Sie sich mit beiden Händen hinter dem Rücken ab. Die Finger zeigen zu den Füßen. Strecken Sie die Arme und heben Sie das Becken.

Bewegungsablauf

Beugen Sie die Ellenbogen – einatmen.Strecken Sie die Ellenbogen wieder – ausatmen.

Konzentrieren Sie sich auf die Kraft im Trizeps. Hüfte ruhig halten – die Bewegung kommt nur aus den Armen.

Das Kind

Ihr Kind wird sich an seiner eigenen Geschicklichkeit, auf Ihren Beinen balancieren zu können, freuen, und sich und die Bewegung angeregt im Spiegel verfolgen.

VARIATIONEN

- Nur die Fersen aufsetzen.
- Ein Bein heben, um mehr Gewicht auf die Arme zu verlagern.

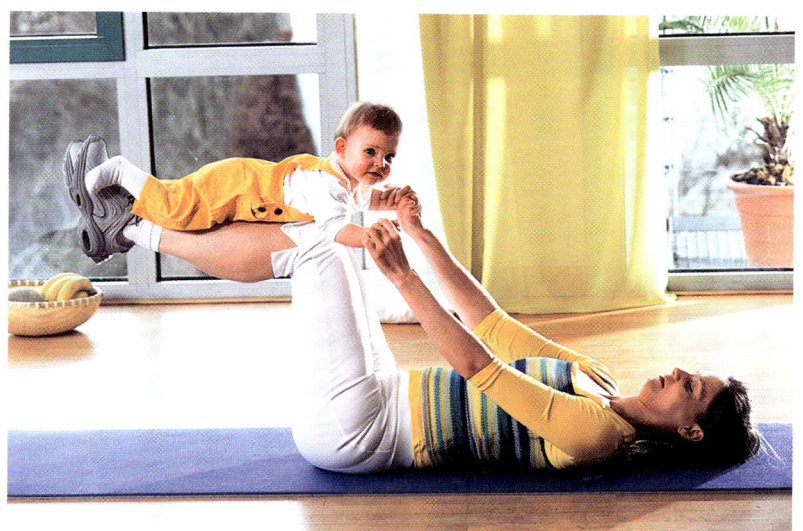

Affenschieber

Ausgangsstellung
Rückenlage, Beine sind angewinkelt. Heben Sie nacheinander die Beine über den Rumpf; die Unterschenkel sind waagerecht. Legen Sie das Baby bäuchlings auf Ihre Unterschenkel. Sichern Sie Ihr Baby, indem Sie es an den Händchen fassen.
Oberkörper und Kopf bleiben entspannt am Boden.

Bewegungsablauf
Schieben Sie die Beine mit waagerechten Unterschenkeln nach hinten, bis Sie merken, dass Ihre Lendenwirbel den Boden gerade noch berühren – ausatmen. Ziehen Sie die Beine wieder bis zur Ausgangsstellung an – einatmen.

Das Kind
Ihr Baby wird seine Freude an dem Schaukeln in der Luft mit einem strahlenden Lächeln zum Ausdruck bringen.

TIPPS
■ Übung langsam und kontrolliert ausführen.
■ Konzentrieren Sie sich auf die Kraft in den Bauchmuskeln – nicht mit Schwung arbeiten!

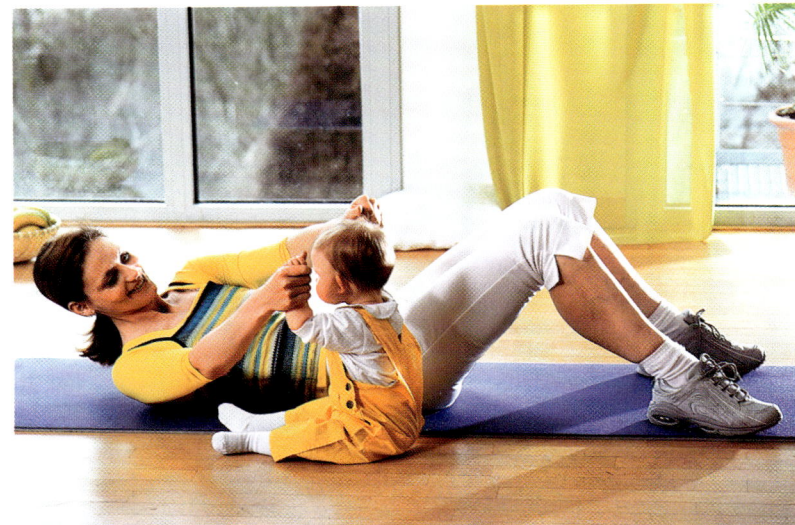

Crunches mit Drehung

Ausgangsstellung
Rückenlage, Beine angewinkelt, Füße flach aufgestellt. Setzen Sie das Baby auf Ihre rechte Seite in Höhe Ihrer Hüfte und fassen Sie seine Händchen. Heben Sie Ihren Oberkörper leicht vom Boden.

Bewegungsablauf
Ziehen Sie den Beckenboden ein, spannen Sie das Gesäß an und heben Sie den Oberkörper, bis die Schulterblätter die Unterlage nicht mehr berühren. Fragen Sie Ihr Kind „Wie groß bist du?". Drehen Sie dann die linke Schulter zum rechten Knie und führen Sie dabei die Hände des Babys über seinen Kopf – auf „So groß!" ausatmen.

Senken Sie Ihren Oberkörper ab, bis die Schulterblätter den Boden wieder leicht berühren und entspannen Sie die Beckenbodenmuskeln. Senken Sie dabei die Ärmchen des Kindes wieder – einatmen.
Nach der Hälfte der Sätze Seite wechseln.

Das Kind
Ihr Kind entwickelt Stolz und Selbstvertrauen, wenn es merkt, dass es die Frage korrekt mit der Geste kombinieren kann. Vergessen Sie das Loben nicht!

TIPPS
■ Achten Sie auf eine langsame und geschmeidige Auf-, Dreh- und Abbewegung – nicht ruckartig mit dem Kinn vorstoßen.
■ Lendenwirbelsäule während der ganzen Übung fest gegen die Unterlage gedrückt halten.

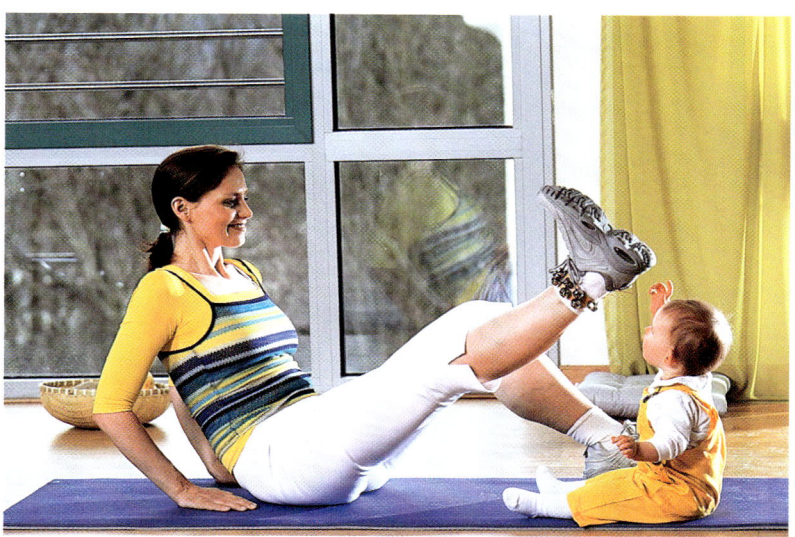

8. MONAT | Beine

Beinheben vorn im Sitzen

Ausgangsstellung
Setzen Sie sich auf den Boden; linkes Bein ist angewinkelt, der Fuß flach aufgestellt. Das rechte Bein, mit Schellenband um den Knöchel, ist ausgestreckt, ohne im Knie durchgedrückt zu sein, die Fußspitze zeigt nach oben. Stützen Sie sich mit beiden Händen hinter dem Rücken ab; die Finger zeigen zu den Füßen, die Ellenbogen sind gebeugt. Setzen Sie Ihr Kind neben Ihren rechten Fuß. Heben Sie das rechte Bein leicht vom Boden ab.

Bewegungsablauf
Heben Sie Ihr rechtes Bein über das Baby hinweg, senken Sie es auf der anderen Seite und heben Sie es wieder zurück.

Nach der Hälfte der Sätze Bein wechseln.
Gewichtsmanschetten an den Fußgelenken erhöhen die Intensität.

Das Kind
Das Baby wird von der Bewegung und dem Klingeln animiert, nach den Schellen zu greifen. Halten Sie das Bein zwischendurch in der Schwebe und lassen Sie es die Schellen untersuchen.

VARIATION
Halten Sie das Bein knapp über dem Boden; beugen und strecken Sie es, sodass die Schellen stärker erklingen.

TIPP
Oberkörper aufrecht und ruhig halten (Brust raus, Schultern zurück), auch wenn Sie müde werden.

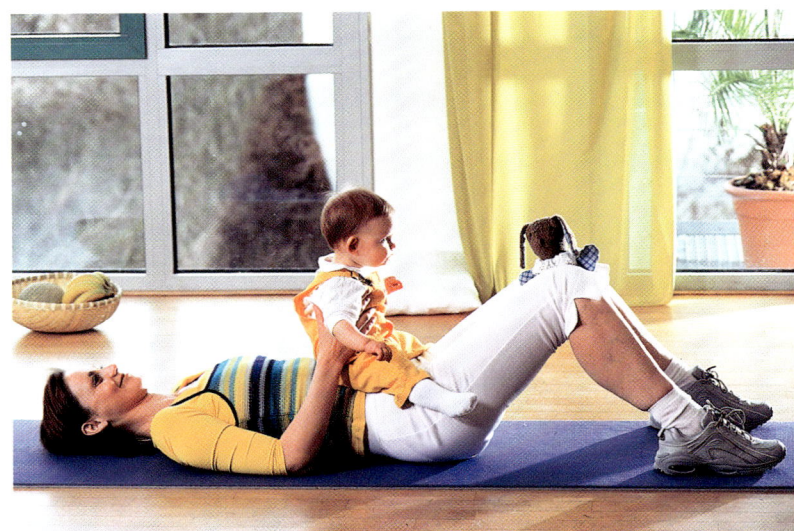

Quietschende Knie in Rückenlage

Ausgangsstellung

Rückenlage, Beine angewinkelt, Füße hüftbreit auseinander und flach aufgestellt. Halten Sie ein Quietschepüppchen zwischen Ihren Knien. Setzen Sie das Baby auf Ihren Bauch mit Blick zu Ihren Beinen.

Bewegungsablauf

Ziehen Sie den Beckenboden ein; drücken Sie Ihre Knie zusammen, bis das Quietschepüppchen ertönt; Spannung halten – ausatmen.
Muskeln entspannen – einatmen.

Das Kind

Ihr Baby wird neugierig erforschen, woher die Quietschtöne kommen.

VARIATIONEN

■ Variieren Sie die Fußpositionen: Hüftbreit auseinander, aneinander gestellt oder über Kreuz.
■ Ändern Sie den Takt des Quietschens.

TIPP

Legen Sie sich ein flaches Kissen unter den Kopf, sodass Sie Ihr Kind beobachten können, ohne den Nacken zu verspannen.

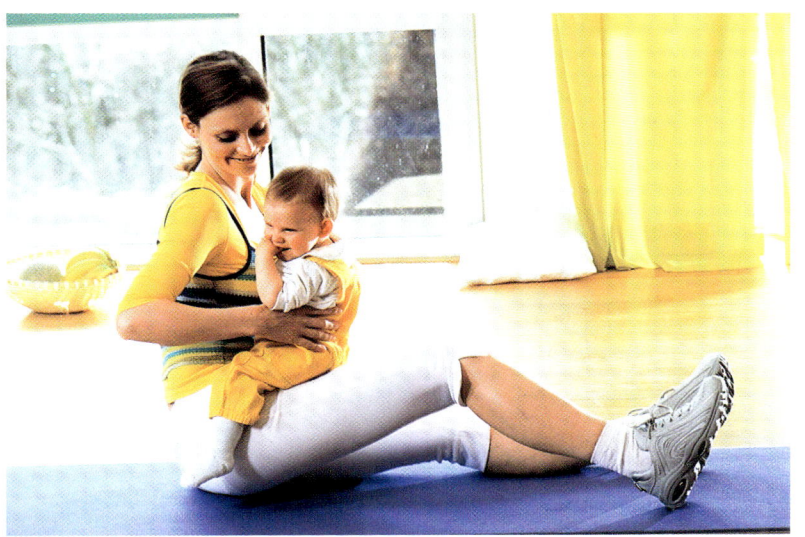

Powanderung

Ausgangsstellung
Im Langsitz auf dem Boden sitzen (Beine lang, Füße hüftbreit
auseinander), Rücken gerade
halten. Setzen Sie Ihr Baby Ihnen
zugewandt auf Ihren Schoß und
halten Sie es seitlich an seinem
Brustkorb.

Bewegungsablauf
Heben Sie die rechte Gesäßhälfte
an, bis das rechte Bein nur noch
mit der Ferse auf dem Boden
aufliegt. Schieben Sie die rechte
Hüfte und das ganze Bein vor
und setzen Sie die Gesäßhälfte
und das Bein wieder ab.
Wiederholen Sie diesen Bewegungsablauf mit links.
Wandern Sie vorwärts und rückwärts durch das Zimmer.

Das Kind
Das Baby wird viel Freude daran
haben, auf Ihrem Schoß gerüttelt
und durchs Zimmer getragen zu
werden.

VARIATION
Heben Sie nur eine Hüfte mehrere Male hintereinander an. Sie
bleiben dabei auf der Stelle und
geraten nicht in Versuchung zu
schaukeln.

TIPPS
■ Führen Sie die ein-
zelnen Übungsschritte
jedes Mal bewusst
durch. Holen Sie nicht
mit der Schaukelbewe-
gung Schwung!
■ Halten Sie den Ober-
körper ruhig.

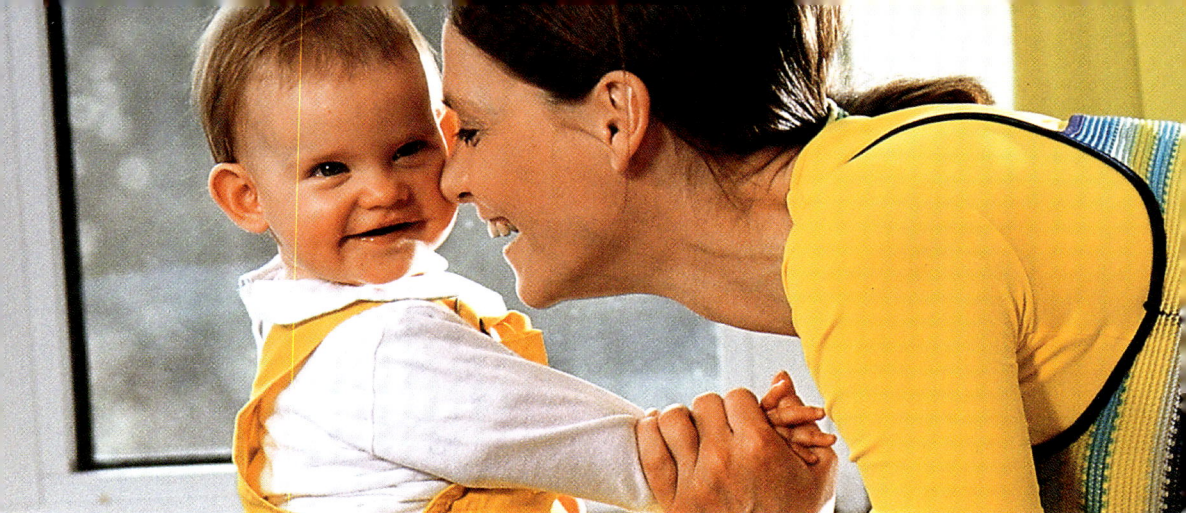

9. MONAT

Flinke Forscher fördern die Figur

Mit der zunehmenden Mobilität Ihres Kindes wächst auch sein Entdeckungsdrang.

Ihr Kind wird nun vorwiegend sitzen und krabbeln. Spielzeug auf Rollen, wie es in der Beinübung verwendet wird, und Bälle verschiedener Größe und Festigkeit animieren zum Hinterherkrabbeln. Die Gewissheit, dass Sie in der Nähe turnen, gibt dem Knirps Sicherheit und Mut, dem weggerollten Objekt auch in unbekannte und entferntere Ecken des Raumes zu folgen.

In dieser Phase werden auch die ersten wackeligen Stehversuche unternommen. Sei es am Sofa oder an Mami im Vierfüßer-

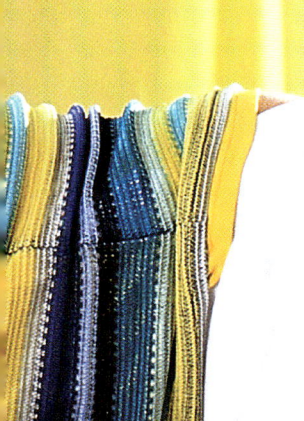

stand, Ihr Kind wird jede Gelegenheit wahrnehmen, sich in den Stand hochzuziehen. Mit der Zeit lernt es, sein Körpergewicht nicht nur auf den Zehen, sondern auf dem ganzen Fuß zu tragen, und der Stand wird sicherer.

Die Auge-Hand-Koordination verbessert sich. Ihr Kind ist zwar noch nicht in der Lage, aus bunten Bechern oder Würfeln selber einen Turm zu errichten, doch wird es mit unermüdlichem Eifer den von Ihnen in der Seitlichen-Stütz-Übung mühsam erbauten Turm zielbewusst umwerfen.

Wie bei dem Klatschreim der Fersenstütz-Übung können Sie das Kind spielend in dem Kennenlernprozess seines Körpers und dessen Funktionen fördern. Es wird diese Sitzposition und den Vers mit dem lustigen Hüpfen verbinden und die Klatschbewegung bald aus eigenem Antrieb wiederholen, um Sie zum Spielen aufzufordern. Scheuen Sie sich nicht davor, laut zu singen: Ihr Kind ist ein allzeit begeistertes Publikum.

SIE BRAUCHEN:

- Isolierende, elastische Unterlage für Sie
- Stabiler Babytrainer
- Stapelbecher
- Rollspielzeug
- Stuhl
- Schellenbänder

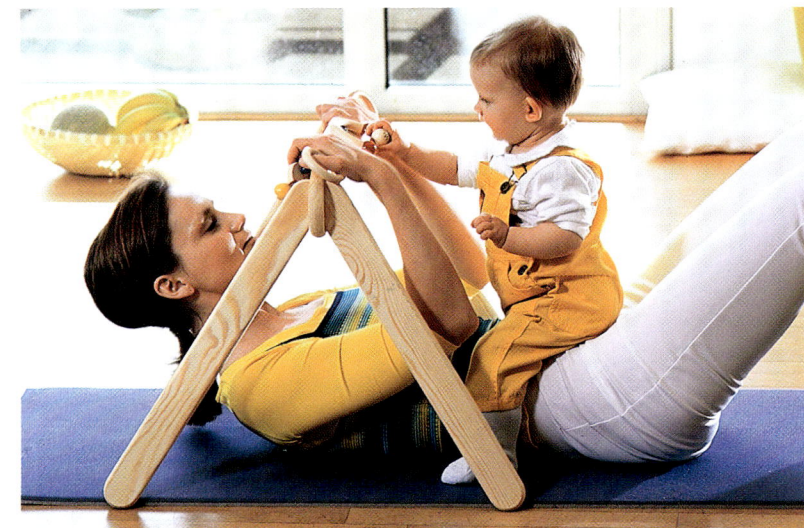

Klimmzüge am Babytrainer

■ Blick diagonal nach oben richten; nicht das Kinn auf die Brust nehmen.
■ Wickeln Sie die hängenden Figuren so oft wie möglich um die Stange. So verhindern Sie, dass die Figuren ständig in Ihr Gesicht schlagen, wenn Ihr Kind damit spielt.

Ausgangsstellung

Legen Sie sich unter einen Babytrainer, Beine angewinkelt, Füße aufgestellt; die Stange des Babytrainers befindet sich über Ihrem Brustkorb. Setzen Sie Ihr Kind auf Ihren Bauch, sodass es Sie unter dem Babytrainer hinweg anschaut. Umfassen Sie die Stange des Babytrainers mit beiden Händen. Hände sind etwa schulterbreit auseinander; die Handflächen zeigen zu Ihnen. Ellenbogen beugen und Oberkörper leicht vom Boden heben.

Bewegungsablauf

Beugen Sie die Ellenbogen, bis Sie die Stange mit Ihrem Kinn berühren – ausatmen.
Strecken Sie die Ellenbogen wieder etwas mehr, senken Sie Ihren Oberkörper, bis er knapp über dem Boden schwebt – einatmen.

Das Kind

Ihr Kind wird sich mithilfe der Stange in den Stand hochziehen und Ihre Bewegungen über die Stange hinweg beobachten. Es wird mit Blinzeln und Kichern reagieren, wenn Sie ihm beim Ausatmen leicht in das Gesicht blasen.

VARIATION

Obere Position halten und kleine, schnelle Zugbewegungen ausführen.

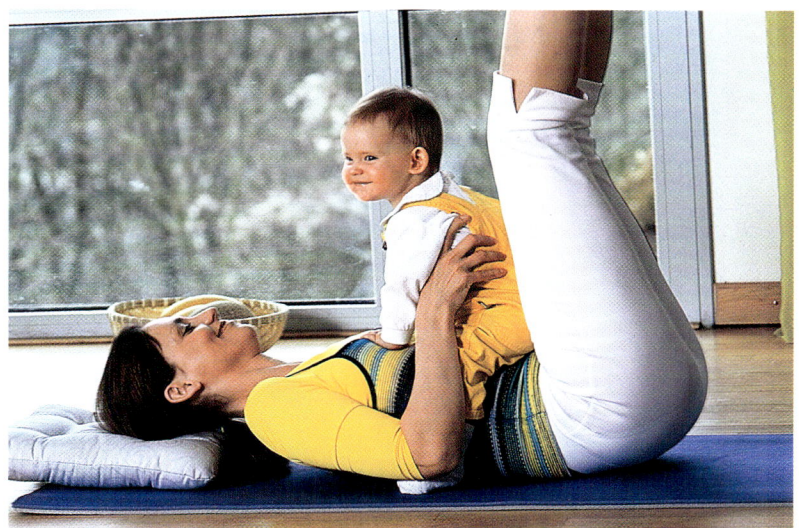

Becken heben in Rückenlage

Ausgangsstellung
Rückenlage. Setzen Sie das Kind auf Ihren Bauch. Heben Sie Ihre Beine nacheinander im rechten Winkel zum Rumpf in die Luft; die Füße sind hüftbreit auseinander, die Zehen angezogen. Beine leicht gebeugt halten. Achten Sie darauf, dass Ihre Beine immer über dem Rumpf bleiben, denn sonst fallen Sie ins Hohlkreuz und könnten damit Ihrem Rücken schaden.

Bewegungsablauf
Spannen Sie die Bauchmuskeln an und heben Sie das Becken vom Boden – ausatmen. Heben Sie die Hüfte möglichst senkrecht in die Höhe. Stellen Sie sich vor, Sie würden eine schwere Kiste mit den Füßen an die Decke stemmen.
Senken Sie das Becken wieder, bis es den Boden leicht berührt – einatmen.

Das Kind
Das Kind dient als zusätzliches Gewicht und verhindert, dass Sie mit den Beinen zu weit in Richtung der Schultern rollen. Sollte es anfangen, auf Ihrem Bauch auf und ab zu hopsen, dann halten Sie die Spannung und atmen dabei gleichmäßig weiter – auch damit festigen Sie die Bauchmuskeln.

TIPPS
■ Legen Sie sich ein flaches Kissen unter den Kopf, sodass Sie Ihr Kind beobachten können, ohne den Nacken zu verspannen.
■ Übung langsam und kontrolliert ausführen. Nicht ruckartig das Becken hochreißen!

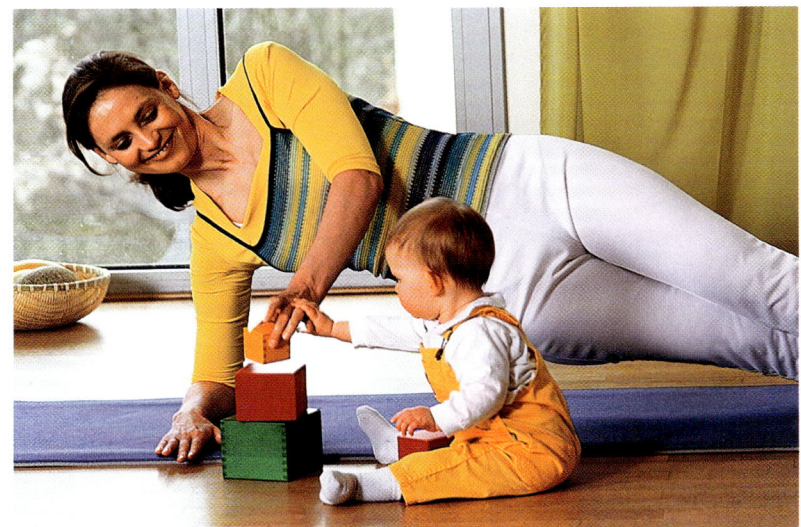

Seitlicher Stütz mit Turmbauen

Ausgangsstellung

Seitenlage rechts, Beine sind lang gestreckt, linker Fuß liegt vor dem rechten. Das Kind sitzt mit bunten Bechern zum Aufeinanderstapeln vor Ihnen. Stützen Sie sich auf dem rechten Unterarm auf, wobei er im rechten Winkel zum Rumpf liegt; die Hand ist flach aufgelegt, die Finger zeigen nach vorn.

Bewegungsablauf

Spannen Sie den Beckenboden an. Heben Sie die Hüfte vom Boden, bis der Körper vom Kopf bis zu den Füßen eine gerade Linie bildet – ausatmen, Spannung halten. Mit der freien Hand stapeln Sie die Becher zu einem Turm, bis das Kind den Turm umstößt, mindestens jedoch 5 Sekunden – dabei gleichmäßig atmen.
Senken Sie die Hüfte wieder und entspannen Sie – einatmen; sammeln Sie die Becher auf der Seite liegend vor dem Körper ein. Nach der Hälfte der Sätze Beine wechseln.

Das Kind

Ihr Kind wird nicht müde werden, den Turm immer wieder umzuwerfen.

VARIATION

Heben und senken Sie die Hüfte in einem gleichmäßigen Rhythmus, ohne die Hüfte zwischendurch abzulegen.

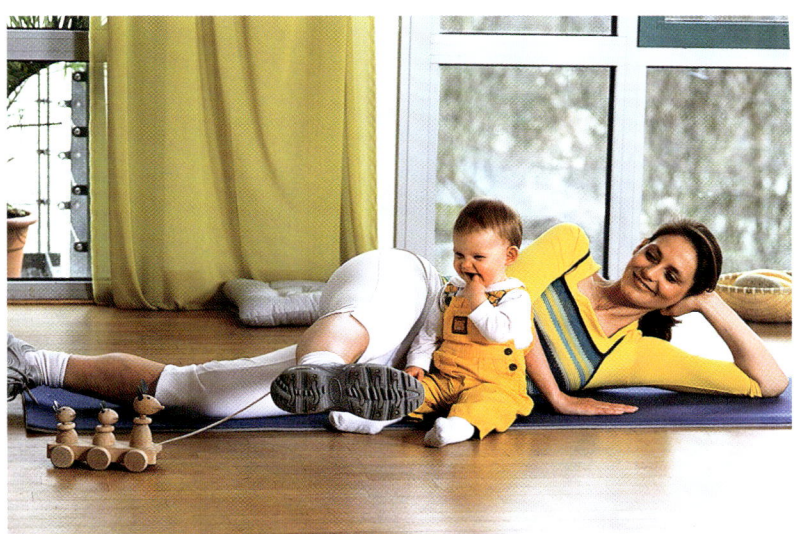

Beinseitheben mit Rollspielzeug

Ausgangsstellung

Linke Seitenlage, leicht angewinkelte Beine liegen aufeinander,
das Band eines Rollspielzeuges ist
um Ihren rechten Knöchel gebunden. Das Kind sitzt vor Ihnen. Ihre linke Hand stützt Ihren
Kopf; die rechte Hand ist flach
vor der Brust abgestützt, die Finger liegen parallel zum Körper.
Rechtes Bein leicht anheben;
Fußposition waagerecht (Zehen
und Ferse auf gleicher Höhe).

Bewegungsablauf

Rechtes Bein waagerecht über
dem Boden schwebend in Richtung Schulter führen und dabei
das Spielzeug hinterher ziehen.
Mit einem schnellen Schwung

zum Schluss das Spielzeug
wenden.
Bein wieder zurück führen,
Spielzeug hinterher ziehen und
mit schnellem Schwung zum
Schluss wenden.
Nach der Hälfte der Sätze die
Beine wechseln.
Gewichtsmanschetten an den
Fußgelenken erhöhen die Inten-
sität.

Das Kind

Das Baby wird von dem rollenden Spielzeug fasziniert sein und
hinterher krabbeln. Halten Sie
das Bein zwischendurch in der
Schwebe und lassen Sie es mit
dem Spielzeug spielen.

TIPPS

■ Bein nicht höher als
in der waagerechten
Position über den Bo-
den führen.
■ Wenn das Rollspiel-
zeug umkippt, Knie an
den Oberkörper zie-
hen, Spielzeug heran-
holen und wieder auf-
stellen – nicht schum-
meln und das Bein ab-
setzen!

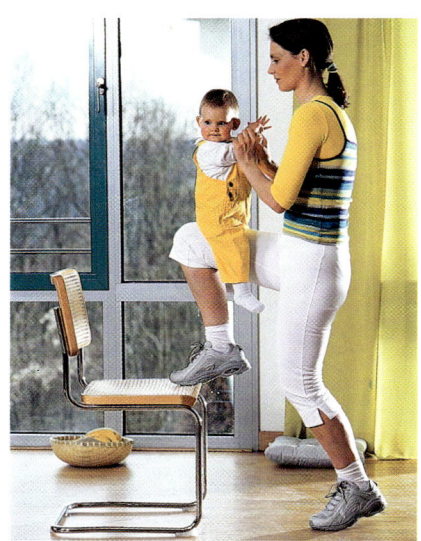

Fersenstütz *Pitsche patsche...*

Ausgangsstellung

Vor einen Stuhl stellen. Setzen Sie den rechten Fuß mit dem Vorderfuß auf die Vorderkante der Sitzfläche. Linkes Knie ist leicht gebeugt. Setzen Sie Ihr Kind Ihnen zugewandt auf Ihren rechten Oberschenkel und halten Sie es an den Händchen.

Bewegungsablauf

Heben Sie die linke Ferse so hoch wie möglich, wobei das linke Bein leicht gebeugt bleibt; Waden anspannen, Spann vordrücken – einatmen und Position halten. Senken Sie die Ferse wieder langsam bis knapp über den Boden – ausatmen.
Nach der Hälfte der Sätze Beine wechseln.

Das Kind

Das Baby dient als zusätzliches Gewicht. Sagen Sie Ihrem Kind das Gedicht *Pitsche patsche ...* vor und heben Sie Ihre Ferse im Takt (ein- bis viermal pro Zeile). Klatschen Sie dabei die Hände des Kindes zusammen. Wippen Sie bei der letzten Zeile das Kind mit dem aufgestützten Bein auf und ab.

Pitsche patsche Händele,
Vater soll es bringen.
Rote Schuh' mit Bändele,
dann kann das Baby springen.

(Volksgut)

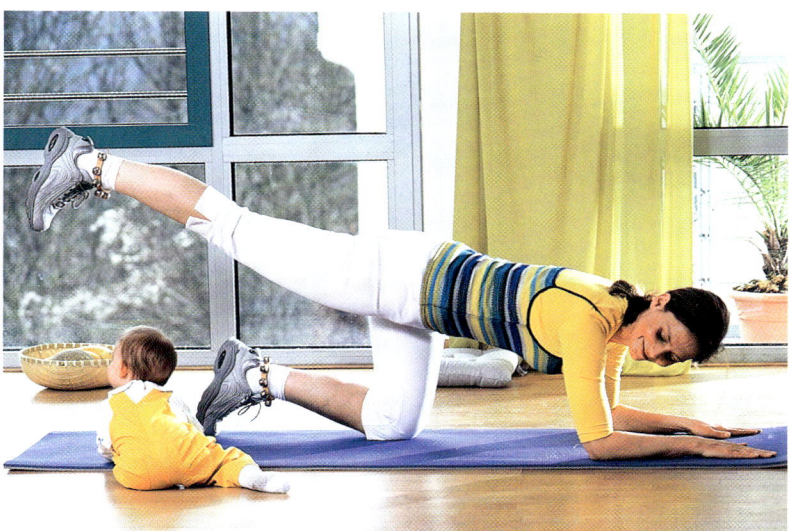

Beinkreisen *Alle meine Entchen...*

Ausgangsstellung

Vierfüßerstand, auf Unterarmen und Knien abgestützt, Schellenbänder an den Fußgelenken. Das Baby befindet sich seitlich hinter Ihnen. Strecken Sie das rechte Bein nach hinten, bis Sie die Spannung im Gesäß spüren – nicht ins Hohlkreuz fallen! Kopf, Rumpf und Bein bilden eine gerade Linie (wie die Entchen: Köpfchen tief, Schwänzchen hoch).

Bewegungsablauf

Beschreiben Sie mit dem gestreckten Bein kleine Kreise. Wiederholen Sie die Übung mit Kreisbewegungen in die Gegenrichtung. Gleichmäßig atmen. Nach der Hälfte der Sätze Bein wechseln.

Das Kind

Ihr Kind wird sich an Ihrem Rücken in den Stand ziehen und versuchen, nach den Schellen zu greifen. Dadurch übt es das Halten des Gleichgewichts im Stand und schult seine Koordinationsfähigkeit. Singen Sie Ihrem Kind das Lied *Alle meine Entchen ...* vor und bewegen Sie Ihr Bein im Takt (ein bis zwei Kreise pro Zeile).

Alle meine Entchen
schwimmen auf dem See,
schwimmen auf dem See,
Köpfchen in das Wasser,
Schwänzchen in die Höh'.

(Volksgut)

TIPPS

■ Wenn Sie merken, dass Sie ins Hohlkreuz fallen, dann ziehen Sie die Ellenbogen etwas näher an die Knie.
■ Rücken und den Rest des Körpers ganz ruhig halten.
■ Gewichtsmanschetten an den Fußgelenken erhöhen die Intensität.

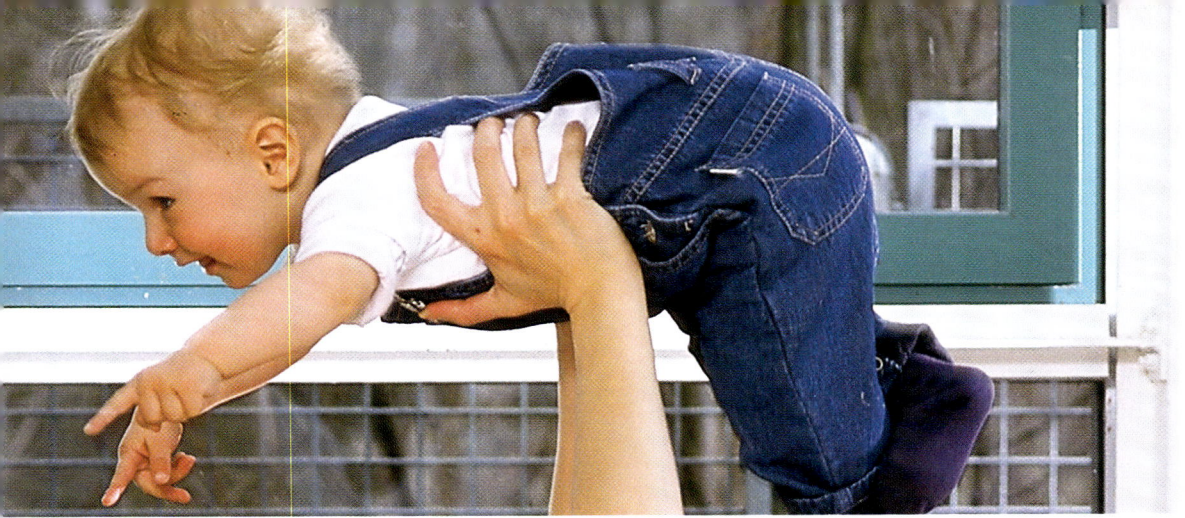

10. MONAT

Auf starke Partner ist Verlass

Dank seiner verfeinerten Motorik und seiner verbesserten Konzentrationsfähigkeit entwickelt sich Ihr Kind zunehmend von einem passiven zu einem aktiven Trainingspartner. Da Zusammenhänge zwischen Gegenständen und Handlungen begriffen und im Gedächtnis behalten werden, kann das Kind nun Aufgaben im Rahmen der Übung übernehmen. Wie beispielsweise bei der Bauchmuskelübung, bei der Sie sich gegenseitig eine Kappe aufsetzen, entwickelt sich durch das gegenseitige Anbieten und Reagieren eine Kooperation im Spiel.

Im Krabbeln ist Ihr Kind inzwischen Meister. „Turbo-Krabbeln" in rasender Geschwindigkeit gehört zu seinen stärksten

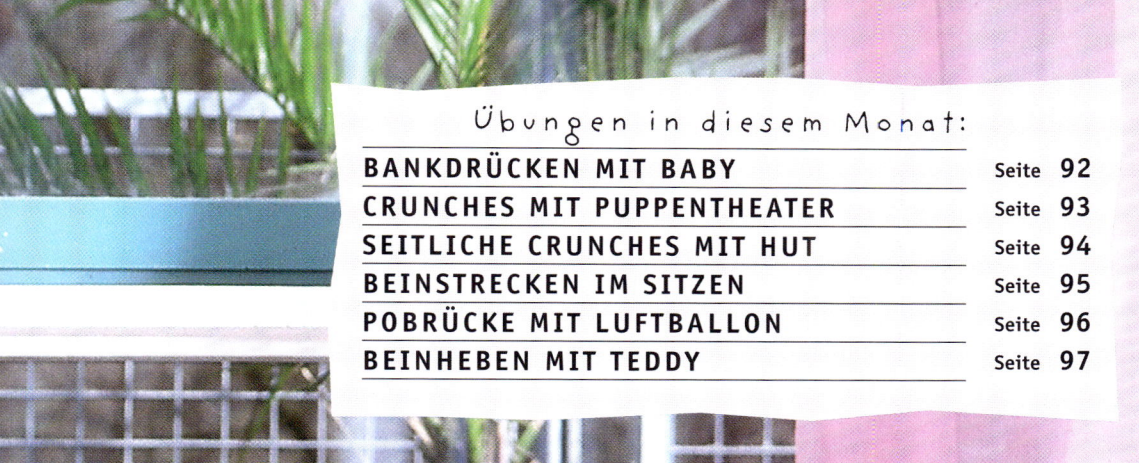

Disziplinen, und es beherrscht die Kunst, beim Krabbeln einen Gegenstand in einer Hand zu transportieren. Mit Vorliebe werden nun neue, zum Teilgefährliche Herausforderungen gesucht, wie das Erklimmen von Treppen und Sofas.

Obwohl sich Ihr Kind nun mühelos selbst bewegen kann, so hat es doch nach wie vor Spaß am Bewegt-werden, wie sein Jauchzen beim Bankdrücken beweisen wird. Hoch über Ihnen schwebend genießt das Kind den ungewohnten Blickwinkel und seine Orientierungsfähigkeit im Raum wird gefördert.

Gleichzeitig stellt diese Übung eine Vertrauensübung dar. Ihr fester Griff und Ihre ruhige Bewegung vermitteln dem Kind Sicherheit, sodass es den Nervenkitzel der Schwebelage genießen kann. Das Kind lernt, dass es sich auf Sie verlassen kann, und das Vertrauen zu Ihnen wird gefestigt.

SIE BRAUCHEN:

- Isolierende, elastische Unterlage für Sie
- Handpuppe
- Kappe
- Stuhl
- Schwach aufgeblasenen Luftballon
- Teddybär oder Puppe

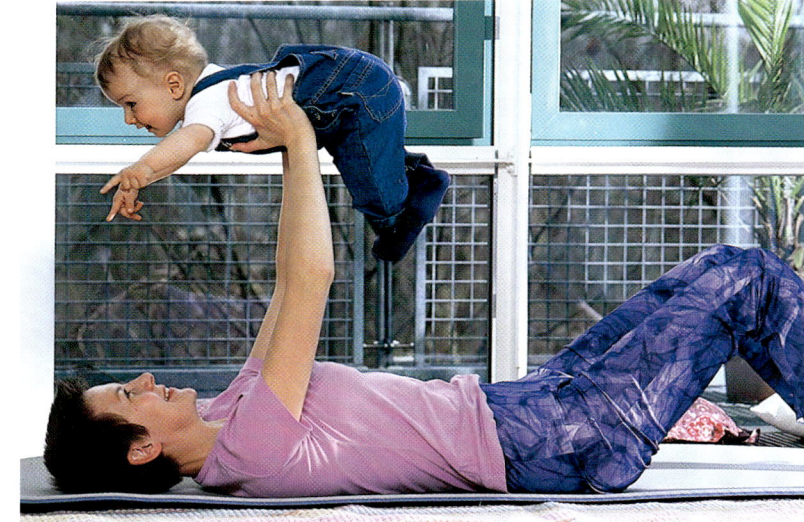

Bankdrücken mit Baby

Ausgangsstellung

Rückenlage, Beine angewinkelt, Füße flach aufgestellt. Das Baby liegt bäuchlings auf Ihrem Bauch. Fassen Sie das Baby mit beiden Händen seitlich am Brustkorb.

Bewegungsablauf

Ziehen Sie den Beckenboden ein und spannen Sie Bauch- und Gesäßmuskeln an. Heben Sie das Kind hoch über Ihren Kopf, bis Ihre Arme gestreckt sind – ausatmen.
Beugen Sie die Arme und senken Sie das Kind wieder bis kurz über der Brust; Beckenbodenmuskeln entspannen – einatmen.

Das Kind

Die Übung trainiert die Ganzkörperspannung des Babys. Das Kind wird angeregt, den Kopf zu heben und den Körper zu strecken. Halten Sie Blickkontakt mit dem Kind und brechen Sie die Übung bei Anzeichen von Unmut sofort ab.

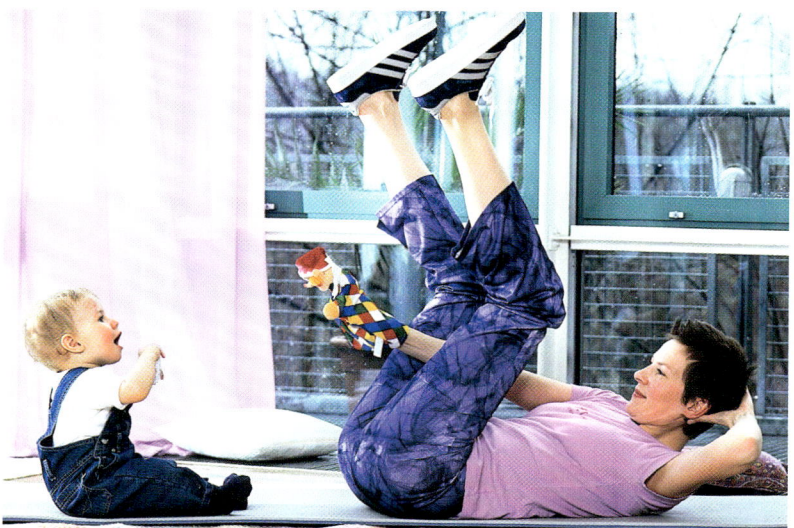

Crunches mit Puppentheater

Ausgangsstellung
Rückenlage. Ihr Kind sitzt Ihnen zugewandt vor Ihren Füßen. Stülpen Sie sich eine Handpuppe über die rechte Hand. Heben Sie Ihre Beine nebeneinander im rechten Winkel zum Rumpf in die Luft. Beine leicht gebeugt halten, Oberschenkel berühren sich. Oberkörper leicht vom Boden heben und mit der linken Hand hinter dem Ohr den Kopf leicht stützen.

Bewegungsablauf
Beckenboden einziehen. Heben Sie Ihren Oberkörper, bis die Schulterblätter die Unterlage nicht mehr berühren; ziehen Sie gleichzeitig die Knie in Richtung Brust – ausatmen, Spannung halten; die Handpuppe dabei zwischen den Beinen hindurch führen und dem Kind damit winken.
Senken Sie den Oberkörper, bis die Schulterblätter den Boden wieder leicht berühren – einatmen; Handpuppe wieder zurückziehen.
Stellen Sie sich vor, Ihre Beine seien ein Theatervorhang, der sich öffnet und die Puppe hervortreten lässt.
Nach der Hälfte der Sätze Handpuppe auf die andere Hand wechseln.

Das Kind
Ihr Kind wird von der Vorstellung der Handpuppe begeistert sein.

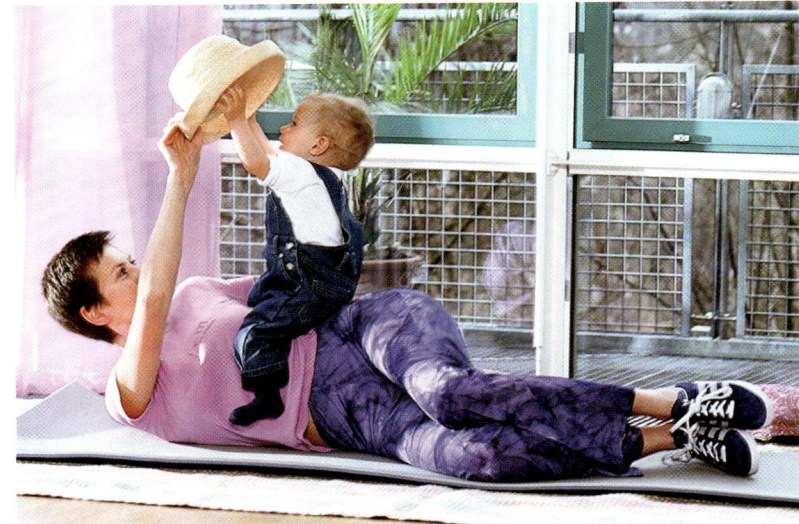

Seitliche Crunches mit Hut

Ausgangsstellung
Rechte Seitenlage, angewinkelte Beine liegen aufeinander. Das Kind sitzt seitlich auf Ihrer Taille. Setzen Sie sich eine Kappe oder einen Hut auf Ihren Kopf.

Bewegungsablauf
Heben Sie den Oberkörper seitlich an. Drehen Sie sich zu Ihrem Kind, nehmen Sie sich mit der rechten Hand den Hut vom Kopf und setzen Sie sie ihm auf – ausatmen und Spannung halten. Oberkörper bis kurz über der Unterlage senken – einatmen.

Bei der nächsten Wiederholung Hut vom Kopf des Kindes nehmen und sich selber aufsetzen. Nach der Hälfte der Sätze, Seite wechseln.

Das Kind
Ihr Kind wird sich nach wenigen Wiederholungen den Hut selbst vom Kopf nehmen und versuchen, sie Ihnen bzw. sich selbst aufzusetzen. Die Übung schult die Koordinationsfähigkeit des Kindes und erhöht die Akzeptanz des Kindes für eine Kopfbedeckung.

TIPP

Achten Sie darauf, den Oberkörper von der Unterlage abzuheben; bewegen Sie nicht nur den Arm und den Kopf.

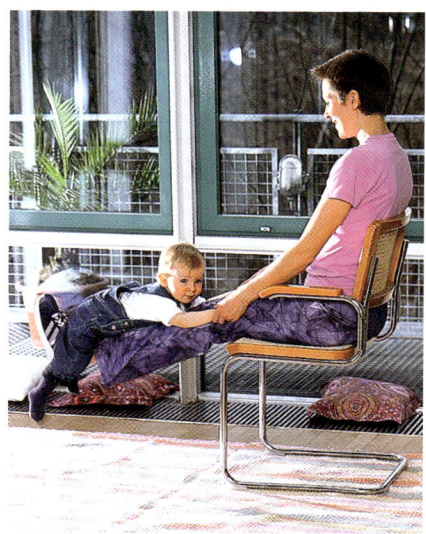

Beinstrecken im Sitzen

Ausgangsstellung
Setzen Sie sich auf einen Stuhl
und halten Sie Ihren Rücken gerade. Ziehen Sie die Zehen an,
setzen Sie Ihr Kind Ihnen zugewandt auf Ihre Füße und halten
Sie es an den Händchen. Lösen
Sie Ihre Füße vom Boden.

Bewegungsablauf
Strecken Sie die Beine so weit wie
möglich – Spannung halten.
Senken Sie die Füße wieder bis
kurz über den Boden.
Gleichmäßig atmen.

Das Kind
Das Baby dient als zusätzliches
Gewicht. Durch das Heben und
Senken der Unterschenkel wird
es während der Übung auf und
ab geschaukelt.

TIPP
Die Bewegung, auch
das Absenken der Un-
terschenkel, langsam
und kontrolliert aus-
führen.

10. MONAT — Beine

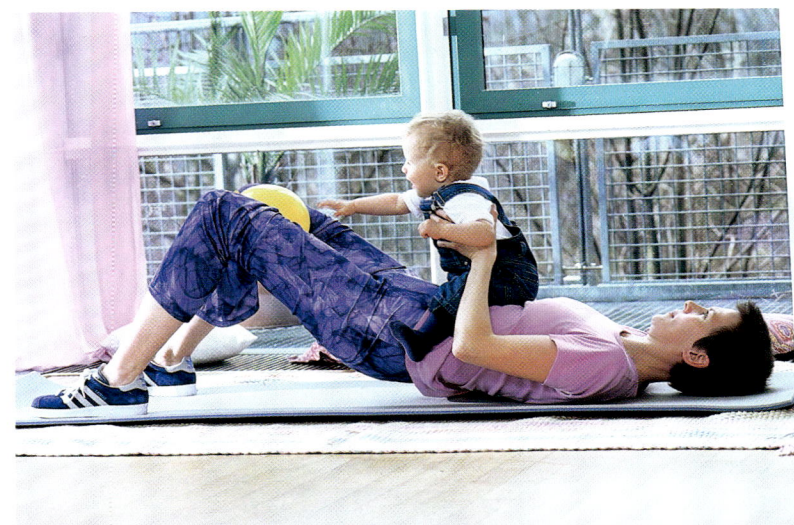

Pobrücke mit Luftballon

■ Becken nur so hoch heben, dass sich die Lendenwirbel von der Unterlage lösen.
■ Wenn Ihr Kind nach dem Luftballon greift, dann halten Sie ihn zuerst mit den Knien gut fest, bevor Sie ihn ihm überlassen.
■ Blasen Sie den Luftballon nicht zu stark auf, dann könnte er platzen.

Ausgangsstellung
Rückenlage, Beine angewinkelt, Füße hüftbreit auseinander und flach aufgestellt. Halten Sie einen schwach aufgeblasenen Luftballon zwischen Ihren Knien. Setzen Sie das Kind auf Ihren Bauch mit Blick zu Ihren Beinen.

Bewegungsablauf
Ziehen Sie den Beckenboden ein, spannen Sie das Gesäß an und kippen Sie Ihr Becken nach oben. Drücken Sie Ihre Knie zusammen, soweit es der Luftballon erlaubt – ausatmen; Spannung halten.
Lösen Sie den Druck auf den Ballon und senken Sie das Gesäß wieder bis knapp über den Boden – einatmen.

Das Kind
Das Kind wird das Zusammen-drücken des Luftballons faszi-niert betrachten und ein Spiel entwickeln: Es wird den Luftballon ergreifen, ihn betrachten und ihn wieder zwischen Ihre Beine halten, damit Sie ihn einklemmen können.

VARIATION
Variieren Sie die Fußpositionen: Hüftbreit auseinander, aneinander gestellt oder über Kreuz. Ändern Sie auch die Geschwindigkeit des Zusammendrückens.

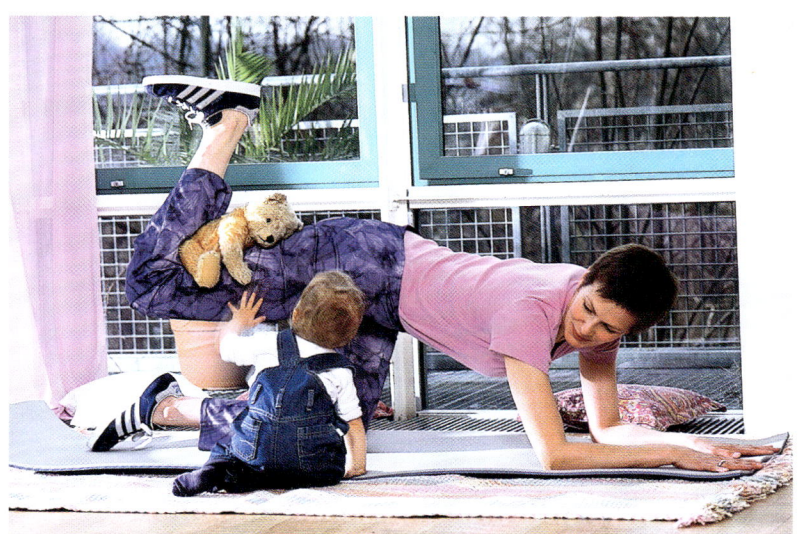

Beinheben mit Teddy

Ausgangsstellung

Vierfüßerstand, auf Unterarmen und Knien abgestützt. Das Kind befindet sich rechts neben Ihnen. Setzen Sie einen mittelgroßen Teddybären in Ihre rechte Kniekehle und klemmen Sie Ihn dort mit dem Unterschenkel ein. Heben Sie das rechte Bein hinten an, bis Sie die Spannung im Gesäß spüren – nicht ins Hohlkreuz fallen!

Bewegungsablauf

Senken Sie das angewinkelte Bein, berühren Sie mit dem Knie kurz die Unterlage neben dem Standknie, und heben Sie es wieder an – gleichmäßig atmen. Nach der Hälfte der Sätze Bein wechseln.

Das Kind

Die Aufmerksamkeit des Kindes wird durch den reitenden Teddybären gefesselt. Es wird versuchen, sich an Ihrem Bein hochzuziehen und nach dem Teddy zu greifen.

Sagen Sie Ihrem Kind während der Übung den Reim *Ich reit, ich reite ...* vor und heben Sie Ihr Bein im Takt (ein- bis zweimal pro Zeile).

Ich reit, ich reite huckepack,
mein Schimmel ist die Grete,
ich bin der kleine Postillon
und blase die Trompete.

(Volksgut)

TIPPS

- Wenn Sie merken, dass Sie ins Hohlkreuz fallen, dann ziehen Sie die Ellenbogen etwas näher an die Knie.
- Gewichtsmanschetten an den Fußgelenken erhöhen die Intensität.

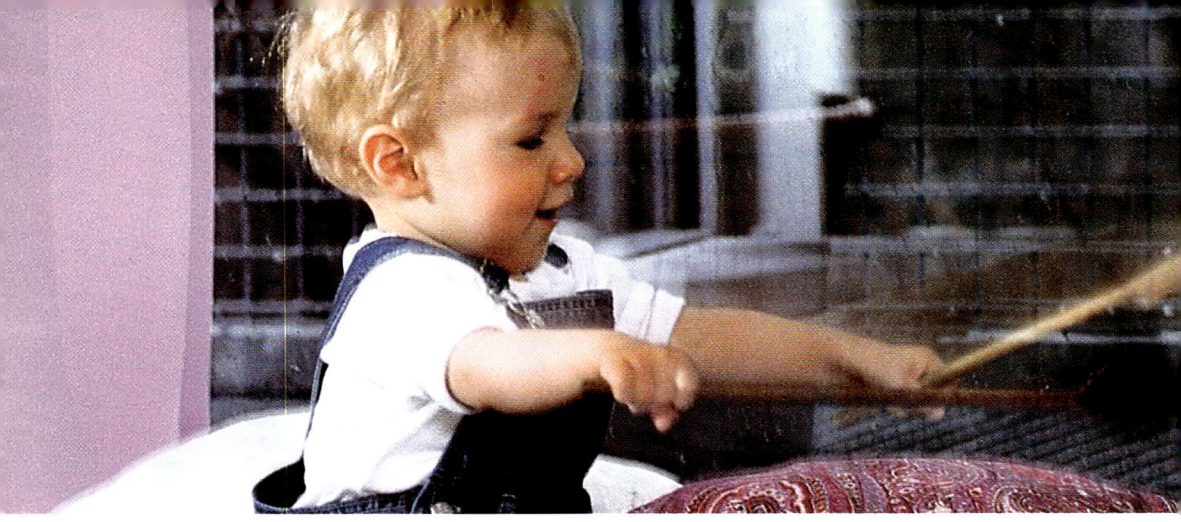

11. MONAT

Topfit mit Topf

122

Im *ServiceCenter* auf den Seiten 122-123 finden Sie mehr Tipps zur Schonung des Rückens im Alltag.

An Ihrer Hand wagt Ihr Sprössling nun seine ersten Schritte. Zu Beginn stakst er wahrscheinlich wie der Storch im Salat, doch mit Ihrer steten Hilfestellung werden die Schritte immer sicherer werden. Bald wird Ihr Kleines ohne Stütze kurz stehen können.

Wenn Sie mit Ihrem Kind, von Ihnen an den Händen gefasst, das Laufen üben, achten Sie darauf, dass Sie Ihre Beine gebeugt und Ihren Rücken gerade halten. So entlasten Sie Ihren Rücken und trainieren nebenbei Ihre Beinmuskeln.

Haben Sie bisher Ihrem Kind bei den Übungen etwas vorgesungen, so hat es, obschon es die Worte noch nicht verstehen konnte, den Sprachklang und die Bewegung als Einheit erlebt. Durch die Wiederholung konnte es einen Sinn für Rhythmus entwickeln. In dieser Phase wird Ihr Kind entdecken, dass es mihilfe von Gegenständen selbst Geräusche erzeugen kann. Laute Töne wie das Topfschlagen in der Po-/Rückenübung werden ihm besonders viel Spaß machen. Die Handlung und das Geräusch verbinden sich zu einer, von dem Kind selbst gesteuerten, rhythmischen Bewegung. Lassen Sie sich von Ihrem kleinen Trainingspartner anregen und versuchen Sie, den von ihm vorgegebenen Rhythmus zu übernehmen.

SIE BRAUCHEN:

- Isolierende, elastische Unterlage für Sie
- Quietschepüppchen
- Stuhl
- Schwach aufgeblasenen Luftballon
- Topf und Kochlöffel

TIPP

So kommt Ihr Kind auf Ihren Rücken

Legen Sie sich mit ausgestreckten Beinen auf den Rücken und setzen Sie Ihr Kind mit Blick zu Ihnen auf Ihren Bauch. Stützen Sie es seitlich am Oberkörper, während Sie sich unter dem Kind auf den Bauch drehen, bis es auf Ihrem Rücken sitzt.

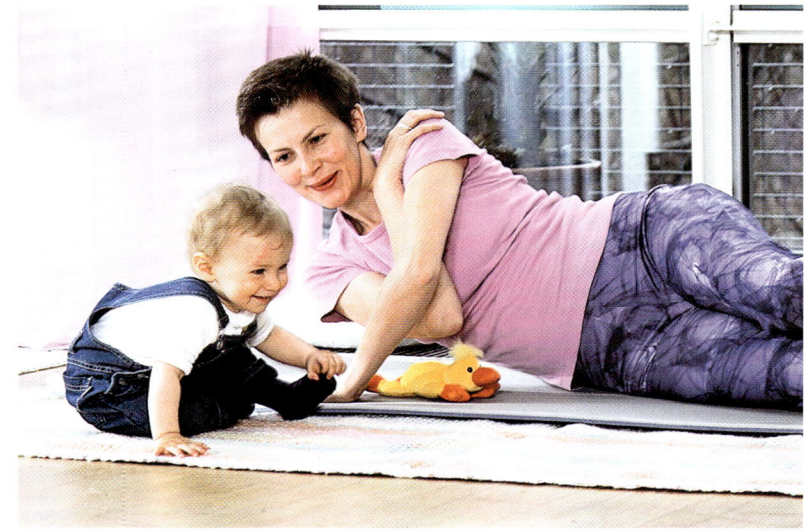

Seitliche Dips

Ausgangsstellung

Rechte Seitenlage, angewinkelte Beine liegen aufeinander. Das Kind sitzt vor Ihnen. Legen Sie Ihre rechte Hand auf Ihr linkes Schulterblatt; linken Arm mit flacher Hand vor der Brust aufstützen, Finger parallel zum Körper; Ellenbogen zeigt nach oben. Ein Quietschepüppchen unter den rechten Oberarm legen. Strecken Sie den linken Arm, bis der Ellenbogen nur noch leicht gebeugt ist, und heben Sie den Oberkörper seitlich an.

Bewegungsablauf

Beugen Sie den linken Ellenbogen und senken Sie Ihren Oberkörper, bis der rechte Oberarm das Quietschepüppchen zusammendrückt – einatmen.
Strecken Sie den linken Arm wieder fast und heben Sie den Oberkörper – ausatmen.
Nach der Hälfte der Sätze, Seite wechseln.

Das Kind

Ihr Kind wird mit Spannung auf das nächste Quietschen warten. Wenn Ihr Sprössling sich das Spielzeug schnappt, schummeln Sie nicht, indem Sie den Ellenbogen weniger beugen! Trainieren Sie weiter und bitten Sie das Kind, das Püppchen wieder hinzulegen.

TIPPS

■ Übung langsam und kontrolliert ausführen.
■ Konstante Spannung halten; Oberkörper nicht zwischen den Wiederholungen ablegen.

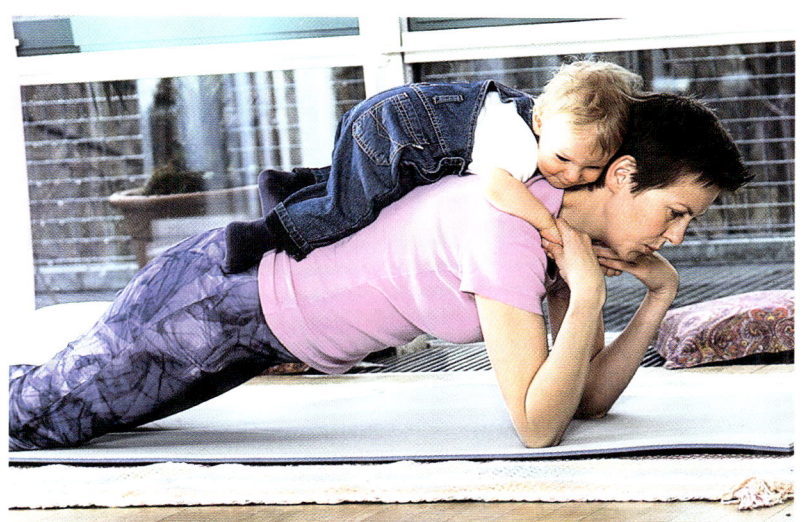

Unterarmstütz auf Knien

Ausgangsstellung
Bauchlage, das Kind liegt bäuchlings auf Ihrem Rücken. Greifen Sie rückwärts über Ihre Schultern und fassen Sie die Hände des Kindes. Heben Sie Ihren Oberkörper und stützen Sie sich auf die Ellenbogen. Achten Sie darauf, dass Sie im Oberkörper aufrecht bleiben; den Kopf nicht zwischen die Schultern sinken lassen, sondern Schultern nach unten drücken, Brust herausschieben und Gesäß anspannen.

Bewegungsablauf
Ziehen Sie den Beckenboden ein und spannen Sie die Gesäß- und Bauchmuskeln an – ausatmen. Dabei heben sich der Oberkörper und die Hüfte vom Boden, bis Sie nur noch auf den Ellenbogen und auf den Knien abgestützt sind.
Entspannen Sie die Muskeln, bis die Hüfte den Boden leicht berührt – einatmen.

Das Kind
Ihr Kind wird Spaß an der ungewohnten Position finden. Das Wackeln der schaukelnden Auf- und Abbewegung stellt für das Kind einen Nervenkitzel dar und schult gleichzeitig seinen Gleichgewichtssinn.

TIPPS
■ Ein flaches Kissen schont die Ellenbogen.
■ Beim Senken der Hüfte nicht ins Hohlkreuz fallen!
■ Wenn Sie die Übung ohne Kind machen, können Sie sich auf den Unterarmen statt auf den Ellenbogen abstützen.

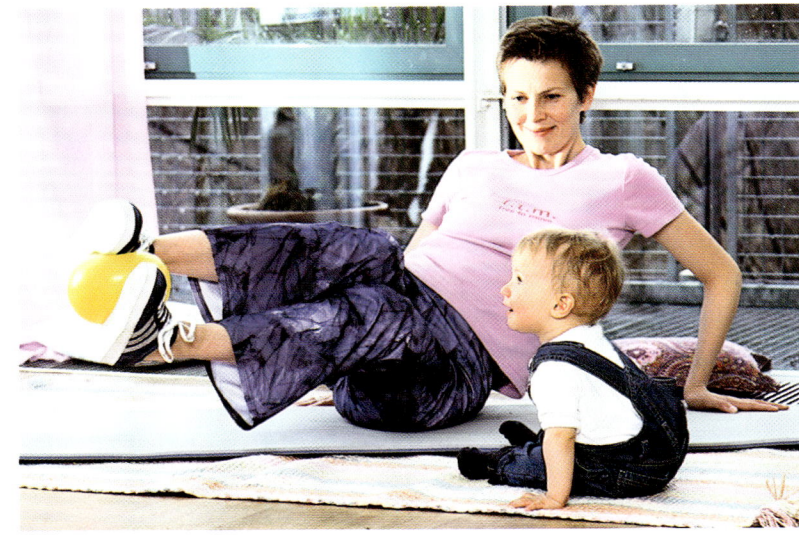

Beinheben mit Luftballon

TIPPS

■ Die zweite Ge-
säßhälfte berührt den
Boden nicht – nicht
die Hüfte nach hinten
rollen lassen.
■ Oberkörper ruhig
halten und nicht auf
und ab bewegen.

118

Im ServiceCenter
auf den Seiten
118 – 121 finden Sie
die Trainingsplan-
tabelle mit Angaben
über die Anzahl der
Wiederholungen und
Sätze.

Ausgangsstellung

Setzen Sie sich mit angewinkelten Beinen auf Ihre linke Gesäßhälfte. Die linke Hand ist unter der Schulter flach aufgestützt,
die rechte Hand stützt den Oberkörper nur leicht hinter dem
Rücken. Klemmen Sie einen
schwach aufgeblasenen Luftballon zwischen Ihre Füße. Das
Kind sitzt vor Ihren Füßen. Heben Sie die angewinkelten Beine
vom Boden; die Füße schweben
ca. 30 cm über dem Boden.

Bewegungsablauf

Strecken Sie die Beine so weit wie
möglich – einatmen.
Ziehen Sie die Knie wieder an –
ausatmen.
Nach der Hälfte der Sätze Seite
wechseln.

Das Kind

Ihr Kind wird Ihnen nach wenigen Wiederholungen den Luftballon abnehmen und ihn Ihnen
hinhalten, damit Sie ihn wieder
zwischen Ihre Füße klemmen
können. Spielen Sie mit!

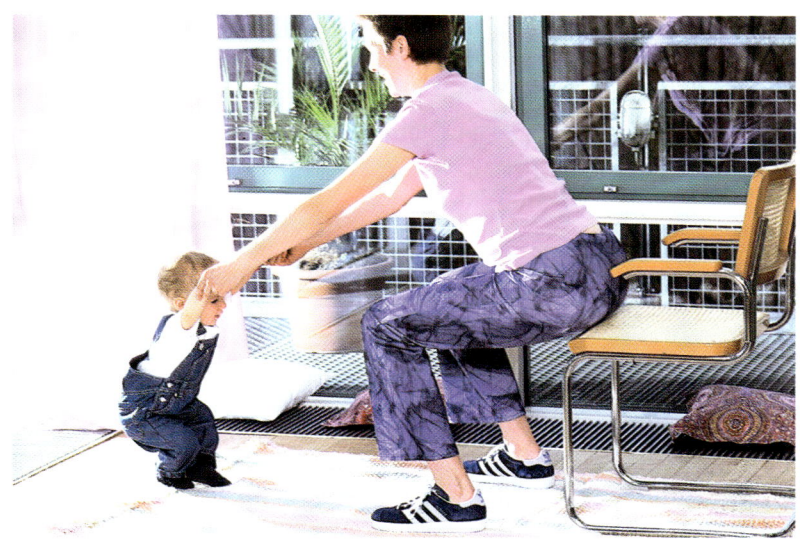

Squats mit Stuhl

Ausgangsstellung

Stellen Sie sich zwei bis drei Fußlängen weit entfernt vor einen Stuhl; Ihr Rücken ist der Sitzfläche zugewandt. Füße sind mindestens hüftbreit auseinander aufgestellt; Zehenspitzen zeigen leicht nach außen. Halten Sie Ihr Kind an den Händchen im Stand. Beugen Sie die Beine leicht, bis Ihr Rücken gerade ist.

Bewegungsablauf

Beugen Sie die Knie, bis Ihr Gesäß die Vorderkante des Stuhles berührt – einatmen. Ziehen Sie den Beckenboden ein, spannen Sie Ihr Gesäß an und strecken Sie die Beine – ausatmen.

Das Kind

Das Kind übt das Halten des Gleichgewichtes im Stehen. Es wird viel Freude an der gemeinsamen Bewegung haben und bereits nach wenigen Wiederholungen den Takt der Übung vorgeben, indem es Ihre Arme hinunterzieht. Alternativ können Sie das Kind in den Armen halten; durch das zusätzliche Gewicht erhöht sich die Intensität.

VARIATION

Sitzposition für mehrere Sekunden halten – nicht wippen! Gleichmäßig atmen.

TIPPS

■ Das Gewicht auf dem ganzen Fuß lassen; nicht die Fersen heben.

■ Den Stuhl nur leicht berühren – nicht hinsetzen!

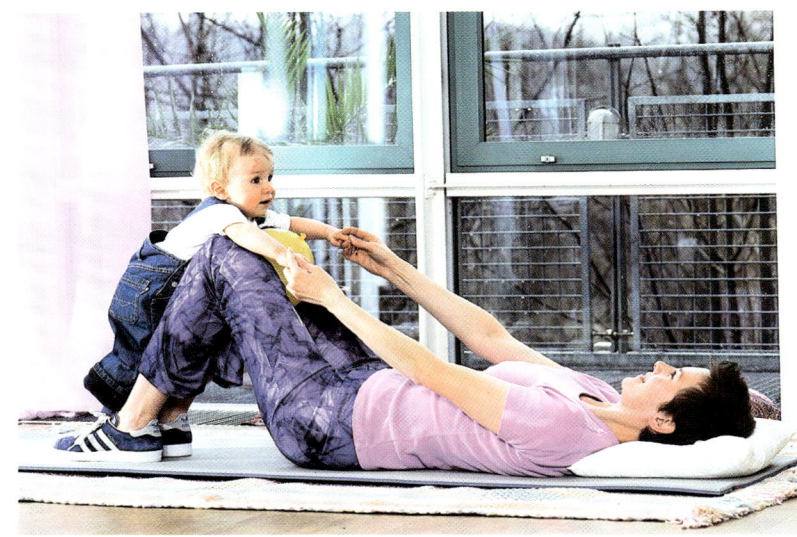

Luftballon zwischen den Knien

■ Legen Sie sich ein flaches Kissen unter den Kopf, sodass Sie Ihr Kind beobachten können, ohne den Nacken zu verspannen.
■ Blasen Sie den Luftballon nicht zu stark auf, sonst könnte er platzen.

Ausgangsstellung
Rückenlage, Beine angewinkelt, Füße flach aufgestellt. Halten Sie einen schwach aufgeblasenen Luftballon zwischen Ihren Knien. Lehnen Sie das Kind bäuchlings an Ihre Unterschenkel. Sichern Sie Ihr Baby, indem Sie es an den Händchen fassen. Oberkörper und Kopf bleiben entspannt am Boden.

Bewegungsablauf
Drücken Sie die Knie zusammen, soweit es der Luftballon erlaubt; Spannung halten – ausatmen. Lösen Sie den Druck auf den Ballon wieder – einatmen.

Das Kind
Das Baby wird mit großem Interesse die Veränderung des Luftballons verfolgen.

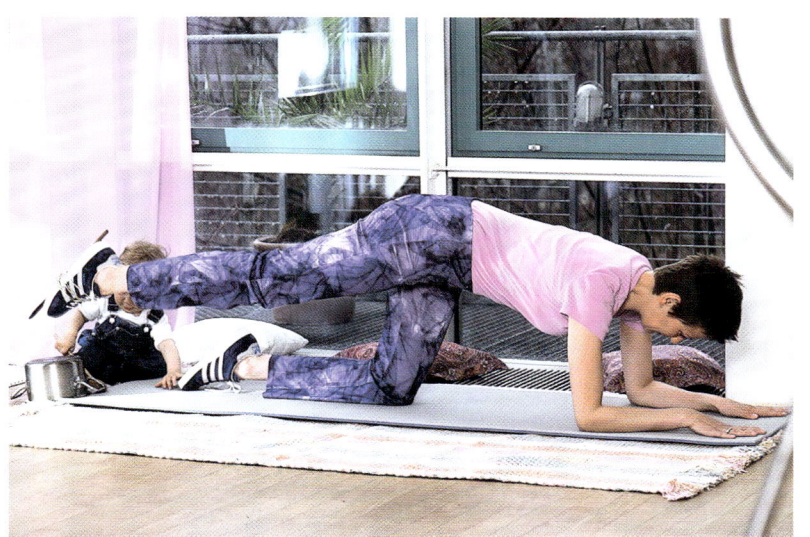

Beinheben mit Topfschlagen

Ausgangsstellung

Vierfüßerstand, auf Unterarmen und Knien abgestützt. Befestigen Sie einen Kochlöffel am rechten Fuß und setzen Sie einen umgedrehten Topf hinter Ihre Füße. Setzen Sie Ihr Kind mit einem zweiten Kochlöffel neben den Topf. Strecken Sie das rechte Bein nach hinten, bis Sie die Spannung im Gesäß spüren – nicht ins Hohlkreuz fallen!

Bewegungsablauf

Senken Sie das gestreckte Bein und schlagen Sie mit dem Kochlöffel auf den Topf. Heben Sie das Bein wieder. Gleichmäßig atmen. Nach der Hälfte der Sätze Bein wechseln.

Das Kind

Singen Sie Ihrem Kind das Lied *Ein Hund lief in die Küche...* vor und bewegen Sie Ihr Bein im Takt (ein- bis zweimal senken pro Zeile). Das Kind wird voller Freude mittrommeln.

*Ein Hund lief in die Küche
und stahl dem Koch ein Ei.
Da nahm der Koch den Löffel
und schlug den Hund entzwei.
Da kamen alle Hunde
und gruben ihm ein Grab
und setzten einen Grabstein,
worauf geschrieben ward:
Ein Hund lief in die Küche...*

(Volksgut)

TIPPS

■ Wenn Sie merken, dass Sie im Rücken nachgeben und ins Hohlkreuz fallen, dann ziehen Sie die Ellenbogen etwas näher an die Knie.

■ Gewichtsmanschetten an den Fußgelenken erhöhen die Intensität.

■ Achten Sie darauf, dass Sie Ihr Kind nicht mit Ihrem Kochlöffel treffen. Sie können es auch mit einem zweiten Topf vor sich setzen.

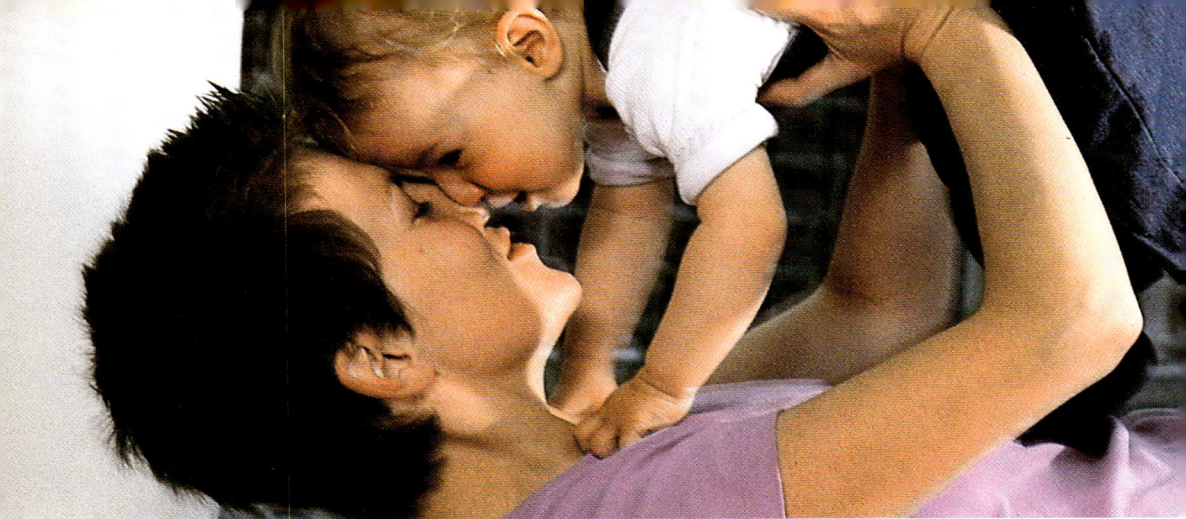

12. MONAT

Der erste Schritt ist schon getan

Herzlichen Glückwunsch! Am Ende dieses Monats feiert Ihr Kind seinen ersten Geburtstag – ein guter Anlass, die Geburt und die Erlebnisse der letzten zwölf Monate vor dem inneren Auge noch einmal Revue passieren zu lassen.

Ihr Kleines ist nun kein träges Baby mehr, sondern ein Kleinkind, das aktiv mit seiner Umwelt interagiert. Es kann frei stehen und wird Ihnen, stolz auf seine gute Körperbeherrschung und seine verfeinerte Auge-Hand-Koordination, bei der Grätschübung mit Freude das Tuch vom Kopf ziehen. Einige Kinder laufen an ihrem ersten Geburtstag die ersten Schritte schon ohne fremde Hilfe.

Die Konzentrationsfähigkeit und die Beobachtungsgabe Ihres Kindes sind nun erstaunlich gut entwickelt. Wenn Ihr Kleines bei dem in die Bauchmuskelübung integrierten Spiel auf die Hand mit dem versteckten Gegenstand zeigt, wird Sie der Scharfsinn Ihres Sprösslings verblüffen.

Dies ist auch der richtige Zeitpunkt für Sie, Ihr Fitnessziel und Ihr eigenes Wohlbefinden zu überprüfen. Sie haben in den letzten 12 Monaten alle Hauptmuskelgruppen regelmäßig trainiert und spüren, dass von der körperlichen Anstrengung nicht nur Ihre Figur, sondern auch Ihr Gefühlsleben profitiert hat. Gewiss hatten Sie auch das Gefühl, dass Sie an Übungstagen über mehr Energie und mehr Lebensfreude verfügten. Trainieren Sie weiter! Eine ausgeglichene und fröhliche Mutter ist die beste Voraussetzung für ein glückliches Kind.

SIE BRAUCHEN:

- Isolierende, elastische Unterlage für Sie
- Quietschepüppchen
- Kleinen Gegenstand
- Leichtes Tuch

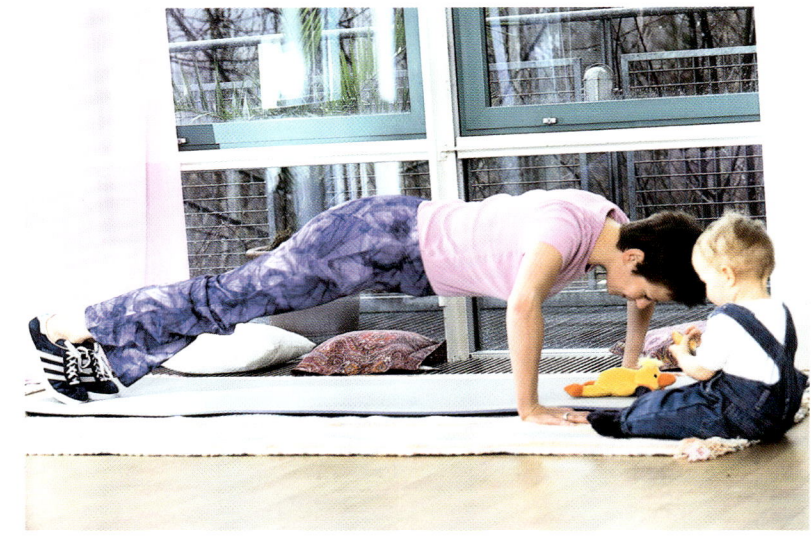

Quietschendes Kinn

Ausgangsstellung

Liegestützposition, auf Händen und Zehenspitzen abgestützt. Hände etwas mehr als schulterbreit auseinander, Finger zeigen nach vorn, Ellenbogen sind leicht gebeugt.
Legen Sie ein Quietschepüppchen auf Höhe der Fingerspitzen mittig zwischen Ihre Hände. Die Hüfte ist nur leicht gebeugt, die Oberschenkel und der Rücken bilden eine fast gerade Linie, die Hände befinden sich auf einer Ebene mit den Schultern.

Bewegungsablauf

Beugen Sie die Ellenbogen und senken Sie damit den Oberkörper, bis Ihr Kinn das Quietsche-

püppchen zusammendrückt – einatmen. In der Beugung zeigen die Ellenbogen nach außen. Strecken Sie die Ellenbogen wieder, bis sie nur noch leicht gebeugt sind, und heben Sie somit den Oberkörper an – ausatmen.

Das Kind

Wenn Ihr Sprössling sich das Spielzeug schnappt, nicht schummeln und die Ellenbogen weniger beugen! Trainieren Sie weiter und bitten Sie das Kind, das Püppchen wieder hinzulegen.

TIPP

Nicht das Gesäß oben lassen und nur den Oberkörper zum Spielzeug neigen! Rumpf und Oberschenkel bewegen sich als eine Einheit; der Hüftwinkel bleibt unverändert.

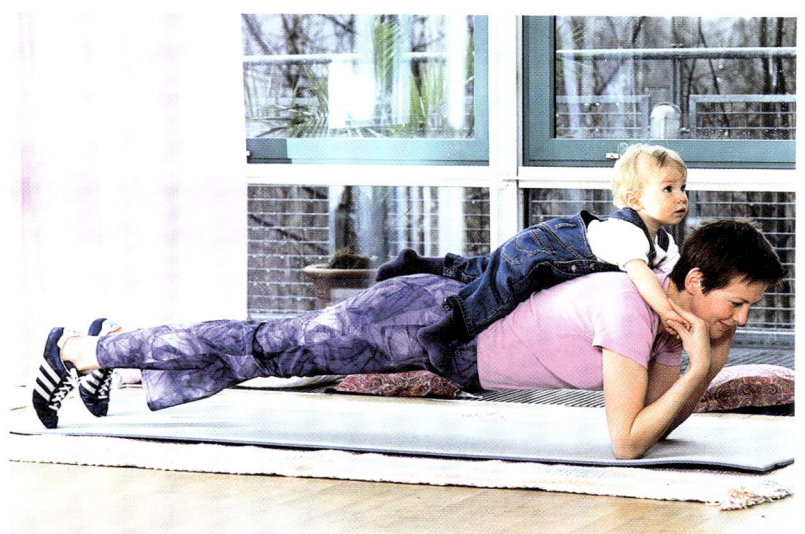

Unterarmstütz auf Zehen

Ausgangsstellung

Bauchlage, das Kind liegt bäuchlings auf Ihrem Rücken. Greifen Sie rückwärts über Ihre Schultern und fassen Sie die Hände des Kindes. Heben Sie Ihren Oberkörper und stützen Sie sich auf die Ellenbogen. Achten Sie darauf, dass Sie im Oberkörper aufrecht bleiben; den Kopf nicht zwischen die Schultern sinken lassen, sondern Schultern nach unten drücken, Brust heraus schieben und Gesäß anspannen.

Bewegungsablauf

Ziehen Sie den Beckenboden ein und spannen Sie die Gesäß- und Bauchmuskeln an – ausatmen. Dabei heben sich der Oberkörper und die Hüfte vom Boden, bis Sie nur noch auf den Ellenbogen und auf den Zehen abgestützt sind.
Entspannen Sie die Muskeln, bis die Hüfte den Boden leicht berührt – einatmen.

Das Kind

Ihr Kind wird so viel Spaß an der wackeligen Reiterposition haben, dass es Sie nicht so schnell aufhören lassen wird.

TIPPS

■ Ein flaches Kissen schont die Ellenbogen.
■ Beim Senken der Hüfte nicht ins Hohlkreuz fallen!
■ Wenn Sie die Übung ohne Kind machen, können Sie sich auf den Unterarmen statt auf den Ellenbogen abstützen.

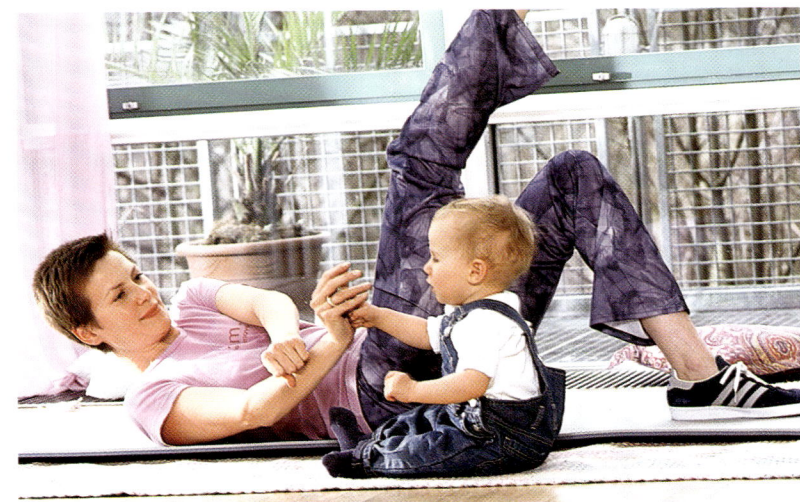

Crunches mit Versteckspiel

Ausgangsstellung
Rückenlage; linkes Bein angewinkelt, rechtes Bein gerade nach
oben halten. Ihr Kind sitzt rechts
von Ihnen. Zeigen Sie Ihrem
Kind einen kleinen Gegenstand,
den Sie dann in einer Faust ver-
stecken. Heben Sie den Oberkörper leicht vom Boden.

Bewegungsablauf
Beckenboden einziehen. Heben
Sie Ihren Oberkörper, bis die
Schulterblätter die Unterlage
nicht mehr berühren; strecken
Sie dabei beide Fäuste nach
rechts zur Seite, und lassen Sie
das Kind raten, in welcher Hand
sich der Gegenstand befindet –
ausatmen; Spannung halten, bis
das Kind auf eine Hand zeigt.

Senken Sie den Oberkörper, bis
die Schulterblätter den Boden
wieder leicht berühren – einatmen.
Nach der Hälfte der Sätze das
Bein wechseln.

Das Kind
Die Übung schult die Konzentrationsfähigkeit Ihres Kindes. Kinder haben in dieser Entwicklungsphase viel Freude an derar-
tigen Versteckspielen, bei der sie
ihre eigene Beobachtungsfähig-
keit testen können. Vergessen Sie
bei einer richtigen Antwort das
Loben nicht!

TIPPS
Wenn Sie beim Ver-
stecken die Fäuste um-
einander rollen oder
schnell über- und
untereinander kreu-
zen, wird es noch
interessanter.

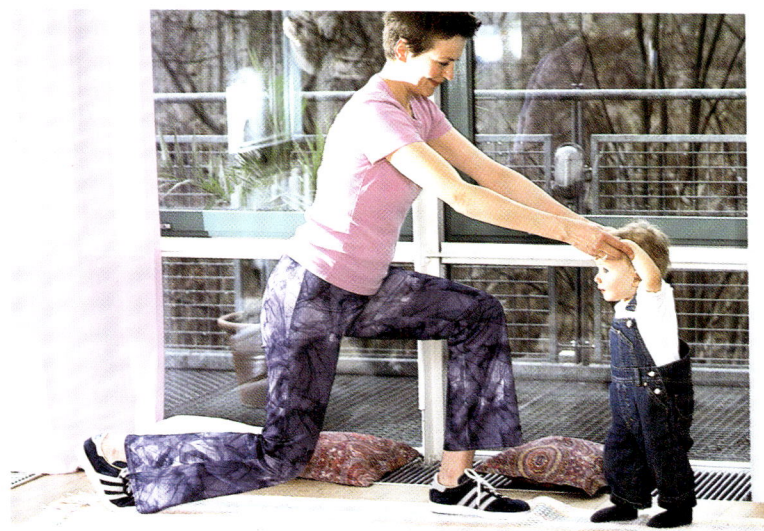

Ausfallschritte

Ausgangsstellung

Stehen Sie aufrecht, Füße hüftbreit auseinander aufgestellt; Zehenspitzen zeigen nach vorn.
Halten Sie Ihr stehendes Kind an
den Händchen vor Ihnen. Beine
leicht beugen.

Bewegungsablauf

Setzen Sie Ihr rechtes Bein wie zu
einem Knicks nach hinten, bis
das hintere Knie den Boden fast
berührt – einatmen.
Spannen Sie das Gesäß an,
drücken Sie sich mit dem hinteren Bein ab und kehren Sie
wieder zur Ausgangsposition
zurück – ausatmen.
Nach der Hälfte der Sätze Bein
wechseln.

Das Kind

Sagen Sie Ihrem Kind das Gedicht vom *Knicks* vor und
„knicksen" Sie im Takt (einmal
pro Zeile). Es wird Sie immer
wieder an den Händen hinunter
ziehen. Alternativ können Sie das
Kind in den Armen halten; durch
das zusätzliche Gewicht erhöht
sich die Intensität.

VARIATION

Ausfallschrittposition für mehrere Sekunden halten – nicht wippen! Gleichmäßig atmen.

*Wir machen wie nix
zusammen ganz fix
den herrlichsten Knicks.*

(C. Nitsch: Das Schmuse- und Tröstebuch.
Reinbek: Rowohlt Taschenbuch Verlag
1998, S.106)

TIPPS

■ Vordere Ferse nicht
heben; Knie nicht
über die Zehen hin-
ausschieben.
■ Konzentrieren Sie
sich auf das Hoch-
drücken mit den rück-
wärtigen Bein- und
den Gesäßmuskeln.

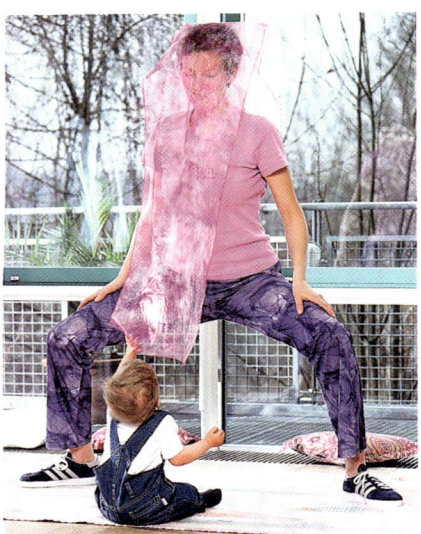

Grätsche mit Guck-guck

- Das Gewicht auf den ganzen Füßen lassen; Knie nicht über die Zehen hinausschieben.
- Oberkörper aufrecht halten und nicht zu dem Kind beugen.

Ausgangsstellung

Stehen Sie aufrecht mit ge-grätschten Beinen; die Zehen-spitzen zeigen nach außen. Ihr Kind sitzt oder steht vor Ihnen. Legen Sie sich ein großes, buntes und leichtes Tuch über den Kopf. Beine leicht beugen.

Bewegungsablauf

Beugen Sie Ihre Knie, bis Ihre Oberschenkel waagerecht sind – einatmen. Fragen Sie Ihr Kind „Wo ist Mama?", bis Ihr Kind Ih-nen das Tuch vom Kopf gezogen hat; dann rufen Sie „Guck-guck". Ziehen Sie den Beckenboden ein, spannen Sie das Gesäß an und strecken Sie die Beine wieder, bis die Knie nur leicht gebeugt sind

– ausatmen. In dieser Ausgangs-stellung das Tuch wieder über den Kopf legen.

Das Kind

Ihr Kind wird viel Freude an dem Versteckspiel haben und das Tuch immer schneller abziehen. Alternativ können Sie das Kind in den Armen halten; durch das zusätzliche Gewicht erhöht sich die Intensität.

VARIATION

Grätsche für mehrere Sekunden halten – nicht wippen! Gleich-mäßig atmen.

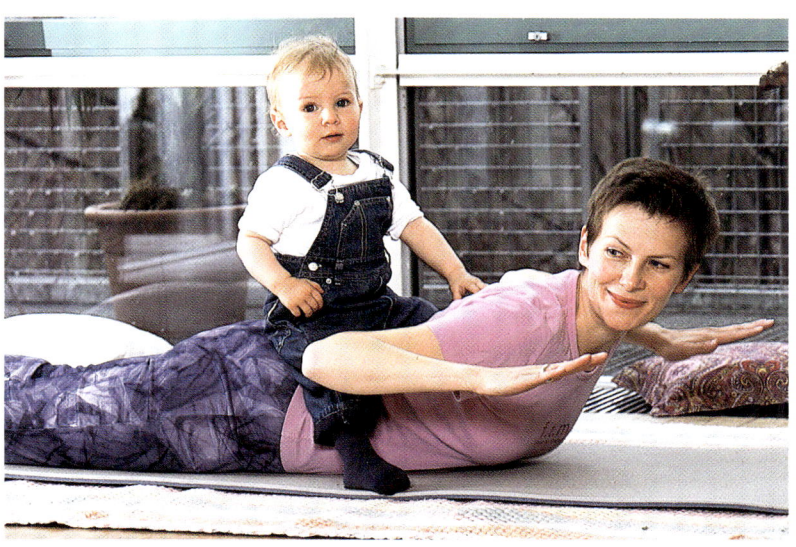

Hallo über die Schulter

Ausgangsstellung

Bauchlage, Beine lang ausgestreckt, die Füße bleiben
während der ganzen Übung auf
dem Boden. Die Hände liegen
neben den Schultern. Das Kind
sitzt mit Blick zu Ihrem Kopf auf
Ihrem Rücken.

Bewegungsablauf

Spannen Sie das Gesäß und den
Beckenboden an und heben Sie
den Oberkörper und die Arme.
Drehen Sie den Oberkörper und
schauen Sie über die rechte
Schulter zum Kind: „Hallo".
Entspannen Sie die Muskeln,
und senken Sie den Oberkörper
und die Arme wieder.
Zur anderen Seite wiederholen.

Das Kind

Ihr Kind wird voraussehen, auf
welcher Seite Ihr Gesicht als
Nächstes auftaucht und sich zu
dieser hinwenden. Um Ihnen
besser in das Gesicht schauen zu
können, wird es sich vorbeugen
und sich mit den Händen auf
Höhe Ihrer Schulterblätter abstützen. Dieses zusätzliche Gewicht erhöht die Intensität der
Übung.

TIPPS

■ Sollten sich Ihre
Füße vom Boden lö-
sen, dann klemmen
Sie sie fest, z. B. unter
dem Sofa, oder bitten
Sie Ihren Partner sie
festzuhalten.
■ Den Kopf nicht zu
weit heben; Kopf,
Nacken und Wirbel-
säule bilden eine
Linie.
■ Achten Sie darauf,
dass Ihr Kind ruhig
sitzen bleibt, sonst
könnte es herunter-
fallen.

Service
Center

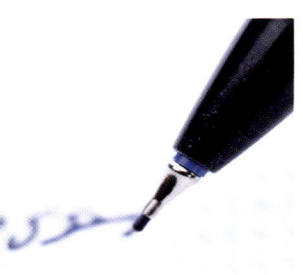

**Das ServiceCenter bietet
Ihnen als Hilfe zum
Aktivsein Checklisten,
Übersichten, Anleitungen,
Adressen und vieles mehr.
Alles auf einen Blick, zum
schnellen Nachschlagen.**

TIPPS FÜR DAS TRAINING NACH DER GEBURT

■ Lassen Sie sich das Fitness-Training von Ihrem Gynäkologen genehmigen, bevor Sie beginnen. Nach einem Kaiserschnitt, einer Dammverletzung, bei Venenentzündungen, Fieber oder Instabilität des Beckens müssen Sie sich eventuell etwas länger schonen.

■ Wenn Sie eine Veränderung in Ihrer Wochenbettblutung bemerken, stellen Sie das Training sofort ein und konsultieren Sie Ihren Arzt.

■ Trainieren Sie am besten nach dem Stillen, wenn Ihre Brüste leichter sind und die Milch nicht so schnell einschießt. Ein gut stützender Büstenhalter beugt Überdehnung des zarten Gewebes vor und entlastet den Rücken.

■ Achten Sie auf Ihr Körpergleichgewicht. Während der ersten Wochen nach der Entbindung kann die plötzliche Veränderung der Körperhaltung und des Schwerpunktes zu Gleichgewichtsproblemen führen.

■ Übertreiben Sie Ihr Training nicht. Ihr Körper braucht Zeit, sich auf die neue Situation umzustellen, und Sie müssen Ihre Kraft für die Pflege Ihres Babys sparen.

■ Ernähren Sie sich gesund und trinken Sie viel. Leichte Kost, viel Obst und Gemüse, Vollkorn und Fruchtsäfte dienen nicht nur Ihrer Gesundheit, sondern unterstützen auch die Milchbildung. Erliegen Sie nicht der Versuchung, durch eine rasche Diät Ihre schlanke Figur wiederzuerlangen, während Sie Ihr Baby noch stillen. Schadstoffe, die in Ihren Fettzellen eingelagert sind, könnten in die Muttermilch übergehen und Ihrem Baby schaden.

TIPPS FÜR DAS TRAINING MIT BABY

■ Konsultieren Sie Ihren Kinderarzt, bevor Sie mit den gemeinsamen Turnstunden beginnen. Trainieren Sie nur mit Ihrem Baby, wenn es ganz gesund ist - die Übungen in diesem Buch ersetzen keine Krankengymnastik.

■ Versuchen Sie, regelmäßig und immer zur gleichen Stunde zu trainieren. Dadurch entwickelt Ihr Baby schnell einen geregelten Tagesablauf und Sie können Ihre Tage leichter planen.

■ Ziehen Sie sich um, während das Baby schläft. Dann können Sie, wenn es wach und frisch gestillt ist, sofort mit dem Training loslegen.

■ Neue Übungen zu Beginn einer Trainingseinheit sollten langsam und behutsam mit dem Kind ausprobiert werden, damit es sich Schritt für Schritt an den neuen Bewegungsablauf gewöhnen kann und es nicht überfordert wird. Ständige Wiederholungen erleichtern ihm, eine Situation zu erfassen. Die vierwöchige Abwechslung der Übung hat dann einen Neuigkeitseffekt und durch die Veränderung der Eindrücke wird die Wahrnehmungsfähigkeit Ihres Sprösslings gesteigert.

■ Wenn Ihr Kind während einer Übung nach dem einbezogenen Spielzeug verlangt, dann überlassen Sie es ihm ruhig zwischendurch, damit es dieses erkunden und ertasten kann. Führen Sie die Übung ohne Quietschepüppchen oder Rassel fort. Durch ruhiges Verlocken und Reagieren entwickeln Sie ein gemeinsames Spiel.

■ Wenn Ihr Baby den Kopf abwendet, hat es das Interesse verloren. Beschäftigt es sich dann zufrieden mit etwas anderem, setzen Sie Ihre Übung einfach ohne Kind fort.

■ Laden Sie befreundete Mütter zum Mittrainieren ein. In der Gruppe macht es noch mehr Spaß als alleine. Versuchen Sie, einen Raum von einer kirchlichen Organisation oder von der Gemeinde zu mieten, um regelmäßig gemeinsam zu trainieren.

BENUTZUNGSHINWEISE ZUR TRAININGSPLANTABELLE

Die Tabelle gibt Ihnen einen Überblick über die Entwicklungsphasen Ihres Babys und die dazugehörigen Übungen. Das **Volumen** der Übung ist durch die Anzahl der Wiederholungen pro Satz bestimmt. Eine **Wiederholung** bezeichnet die Vollendung eines Bewegungsablaufes der Übung. Ein **Satz** bezeichnet die Anzahl von aufeinanderfolgenden Wiederholungen.

Tragen Sie in einem gut sichtbaren Kalender ein, wann und wie intensiv Sie trainiert haben. Das motiviert!

Die **Ruhepause** zwischen den Sätzen sollte knapp gehalten werden, möglichst kürzer als 60 Sekunden.
Beispiel:
2 x 3 (Sätze x Wiederholungen) Liegestütze bedeutet:
3 Liegestütze – Ruhepause – 3 Liegestütze.

Die Zeile **Sätze x Wiederholungen** enthält Vorschläge, wie Sie das Volumen der Übung von Woche zu Woche erhöhen können. Die Angaben sind dabei von links nach rechts zu lesen.
Beispiel:

Sätze x Wieder-   *1. Woche:* 2 x 3, *2. Woche:* 2 x 5,
holungen   *3. Woche:* 3 x 4, *4. Woche:* 3 x 5

Tipp
Stecken Sie sich Ihr persönliches Ziel: Tragen Sie zu Beginn der Trainingseinheit Ihre eigene Grenze in die Tabelle ein und erhöhen Sie sie in der darauf folgenden Woche. Allgemein sollten die Werte zwischen einem bis fünf Sätzen und 10 bis 30 Wiederholungen liegen.

Trainingsplantabelle 1. Quartal

Ihr Baby ist recht unbeweglich, nimmt Objekte nur bis zu einem Abstand von ca. 30 cm deutlich wahr und braucht viel Körperkontakt.

Entwicklung des Babys	Arme / Brust	gerade Bauchmuskeln	schräge Bauchmuskeln	Beine	Waden / innere Oberschenkel	Po / Rücken
1. MONAT Baby in Beugehaltung, kann Kopf noch nicht halten, kann in 30-40 cm Abstand Gegenstände erkennen.	Quietschen hinter dem Rücken	Luftschaukel	Mondsichel	Beinbeugen im Stehen	Waden dehnen *Hänschen klein*	Schulterblätter zusammenziehen
Sätze x Wiederholungen	2 x 6, 2 x 10, 3 x 8, 3 x 12	2 x 6, 2 x 10, 4 x 8, 4 x 10	2 x 6, 2 x 8, 4 x 6, 4 x 8	2 x 16, 2 x 24, 4 x 16, 4 x 30	2 x 32, 2 x 64, 4 x 64, 4 x 96	2 x 6, 2 x 10, 3 x 8, 3 x 10
2. MONAT Baby betrachtet nahe Dinge intensiv, dreht den Kopf dabei leicht zur Seite, zeigt Reaktion auf Geräusche.	Quietschende Hände	Becken kippen in Rückenlage	Seitlicher Stütz im Liegen	Beinseitheben im Liegen	Fersenstütz im Sitzen	Rasseln schütteln in Bauchlage
Sätze x Wiederholungen	2 x 6, 2 x 10, 3 x 8, 3 x 12	2 x 6, 2 x 10, 3 x 8, 3 x 12	2 x 6, 2 x 8, 4 x 6, 4 x 8	2 x 16, 2 x 24, 4 x 16, 4 x 30	2 x 15, 2 x 20, 3 x 20, 3 x 30	2 x 6, 2 x 10, 3 x 8, 3 x 10
3. MONAT Baby dreht Körper zur Seite, entdeckt Hände und hält Spielzeug, beginnt zu spielen; Unterarmstütz in Bauchlage.	Quietschende Ellenbogen	Crunches, Grundübung	Quietschende Fersen	Känguru-Squats	Schmetterling	Beinheben rückwärts im Stehen
Sätze x Wiederholungen	2 x 6, 2 x 10, 3 x 8, 3 x 12	2 x 6, 2 x 10, 3 x 8, 3 x 12	2 x 6, 2 x 8, 4 x 6, 4 x 8	2 x 6, 2 x 10, 3 x 8, 3 x 12	2 x 8, 2 x 15, 4 x 10, 4 x 15	2 x 16, 2 x 24, 4 x 16, 4 x 30

Trainingsplantabelle 2. Quartal

Ihr Baby greift nach Gegenständen.

Entwicklung des Babys	Arme / Brust	gerade Bauchmuskeln	schräge Bauchmuskeln	Beine	Waden / innere Oberschenkel	Po / Rücken
4. MONAT Baby dreht sich zur Seite, nimmt Dinge in den Mund; stabiles Abstützen auf dem Bauch; greift nach Spielzeug.	Känguru-Armbeugen	Affenschaukel	Käfer auf der Seite	Beinheben wie ein Hund…	Beinschere	Guck-guck in Bauchlage
Sätze x Wiederholungen	2 x 6, 2 x 10, 3 x 8, 3 x 12	2 x 6, 2 x 10, 3 x 8, 3 x 12	2 x 6, 2 x 10, 3 x 8, 3 x 12	2 x 12, 2 x 24, 4 x 24, 4 x 36	2 x 15, 2 x 20, 3 x 20, 3 x 30	2 x 8, 2 x 12, 4 x 8, 4 x 12
5. MONAT Baby macht Schwimmbewegungen; kann durch Gewichtsverlagerung auf den Rücken rollen; Baby spielt mit Händen und Füßen.	Armstrecken in Rückenlage	Crunches mit Hampelmann	Wiege mit einem Bein	Känguru-Squats an der Wand	Fersenstütz im Stand, beidseitig	Flieger im Kniestand
Sätze x Wiederholungen	2 x 3, 2 x 5, 3 x 4, 3 x 5	2 x 6, 2 x 10, 3 x 8, 3 x 12	2 x 8, 2 x 12, 4 x 8, 4 x 12	2 x 6, 2 x 10, 3 x 8, 3 x 12	2 x 15, 2 x 20, 3 x 20, 3 x 30	2 x 8, 2 x 12, 4 x 8, 4 x 12
6. MONAT Baby liegt öfter in Bauchlage, sitzt nur kurz und unstabil, steht wenig auf den Füßen, ortet Geräuschquellen.	Liegestütz auf Knien	Crunches mit Luftballon	Wiege mit beiden Beinen	Beinseitheben im rechten Winkel	Beinheben in Seitenlage	Pobrücke Hugo Leckermäulchen
Sätze x Wiederholungen	2 x 3, 2 x 5, 3 x 4, 3 x 5	2 x 6, 2 x 10, 3 x 8, 3 x 12	2 x 6, 2 x 10, 3 x 8, 3 x 12	2 x 16, 2 x 24, 4 x 16, 4 x 30	2 x 8, 2 x 15, 4 x 10, 4 x 15	2 x 8, 2 x 12, 3 x 12, 3 x 16

Trainingsplantabelle 3. Quartal
Ihr Baby robbt und krabbelt.

Entwicklung des Babys	Arme/Brust	gerade Bauchmuskeln	schräge Bauchmuskeln	Beine	Waden / innere Oberschenkel	Po / Rücken
7. MONAT Baby liegt meist in Bauchlage, schiebt sich rückwärts, runder Rücken im Sitzen mit Hopsen; Hopsen; Klopfen von Gegenständen.	Frontheben	Crunches mit Stuhl	Diagonale Crunches	Beinheben vorn *Hoppe Reiter...*	Beinheben vorn im Sitzen	Pobrücke mit einem Bein
Sätze x Wieder-holungen	2 x 3, 2 x 5, 3 x 4, 3 x 5	2 x 6, 2 x 10, 3 x 8, 3 x 12	2 x 6, 2 x 10, 4 x 8, 4 x 12	2 x 8, 2 x 16, 4 x 16, 4 x 24	2 x 8, 2 x 12, 4 x 8, 4 x 12	2 x 12, 2 x 18, 4 x 18, 4 x 24
8. MONAT Baby robbt, krabbelt, setzt sich auf.	Dips	Affenschieber	Crunches mit Drehung	Beinheben vorn im Sitzen	Quietschende Knie in Rückenlage	Powanderung
Sätze x Wieder-holungen	2 x 3, 2 x 5, 3 x 4, 3 x 5	2 x 6, 2 x 10, 3 x 8, 3 x 12	2 x 6, 2 x 10, 4 x 8, 4 x 12	2 x 16, 2 x 24, 4 x 16, 4 x 30	2 x 6, 2 x 10, 3 x 8, 3 x 12	2 x 32, 2 x 64, 4 x 64, 4 x 96
9. MONAT Baby sitzt, krabbelt, steht ziemlich fest.	Klimmzüge am Babytrainer	Becken heben in Rückenlage	Seitlicher Stütz mit Turmbauen	Beinseitheben mit Rollspielzeug	Fersenstütz *Pitsche patsche*	Beinkreisen *Alle meine Entchen*
Sätze x Wieder-holungen	2 x 3, 2 x 5, 3 x 4, 3 x 5	2 x 6, 2 x 10, 3 x 8, 3 x 12	2 x 3, 2 x 5, 4 x 4, 4 x 5	2 x 16, 2 x 24, 4 x 16, 4 x 30	2 x 15, 2 x 20, 4 x 20, 4 x 30	2 x 10, 2 x 20, 4 x 20, 4 x 25

Trainingsplantabelle 4. Quartal

Ihr Baby ist mobil und wird aktiver Partner.

Entwicklung des Babys	Arme / Brust	gerade Bauchmuskeln	schräge Bauchmuskeln	Beine	Waden / innere Oberschenkel	Po / Rücken
10. MONAT Baby sitzt oder steht.	Bankdrücken mit Baby	Crunches mit Puppentheater	Seitliche Crunches mit Hut	Beinstrecken im Sitzen	Pobrücke mit Luftballon	Beinheben mit Teddy
Sätze x Wiederholungen	2 x 3, 2 x 5, 3 x 4, 3 x 5	2 x 4, 2 x 8, 4 x 8, 4 x 12	2 x 3, 2 x 5, 4 x 4, 4 x 5	2 x 24, 2 x 36, 4 x 36, 4 x 48	2 x 6, 2 x 10, 3 x 8, 3 x 12	2 x 12, 2 x 16, 4 x 16, 4 x 20
11. MONAT Baby läuft mit Händehalten, krabbelt schnell, erzeugt gern laute Geräusche.	Seitliche Dips	Unterarmstütz auf Knien	Beinheben mit Luftballon	Squats mit Stuhl	Luftballon zwischen den Knien	Beinheben mit Topfschlagen
Sätze x Wiederholungen	2 x 3, 2 x 5, 4 x 4, 4 x 5	2 x 3, 2 x 5, 3 x 4, 3 x 5	2 x 3, 2 x 5, 4 x 4, 4 x 5	2 x 6, 2 x 10, 3 x 8, 3 x 12	2 x 6, 2 x 10, 3 x 8, 3 x 12	2 x 24, 2 x 36, 4 x 36, 4 x 48
12. MONAT Baby läuft die ersten Schritte allein; stapelt Gefäße.	Quietschendes Kinn	Unterarmstütz auf Zehen	Crunches mit Versteckspiel	Ausfallschritte	Grätsche mit Guck-guck	Hallo über die Schulter
Sätze x Wiederholungen	2 x 3, 2 x 5, 3 x 4, 3 x 5	2 x 3, 2 x 5, 3 x 4, 3 x 5	2 x 3, 2 x 5, 4 x 4, 4 x 5	2 x 6, 2 x 12, 4 x 9, 4 x 12	2 x 6, 2 x 10, 3 x 8, 3 x 12	2 x 3, 2 x 5, 3 x 4, 3 x 5

KLEINE RÜCKENSCHULE FÜR DEN ALLTAG MIT BABY

Ihre Wirbelsäule wird durch das ständige Heben und Tragen Ihres Kindes stark beansprucht. Eine richtige Haltung im täglichen Umgang mit Ihrem Baby beugt Rückenproblemen vor.

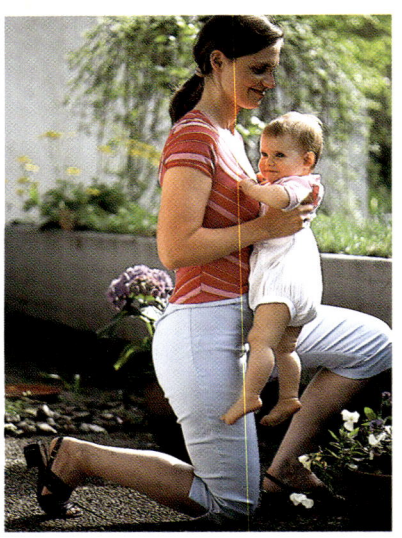

Baby hochheben

Halten Sie Ihren Rücken während des ganzen Vorganges gerade. Gehen Sie in Schrittstellung in die Hocke; vordere Fußsohle steht ganz auf dem Boden, Ferse des hinteren Beines angehoben. Ziehen Sie Ihr Kind nah an Ihren Oberkörper. Ziehen Sie den Beckenboden ein und drücken Sie sich aus den Beinen hoch.

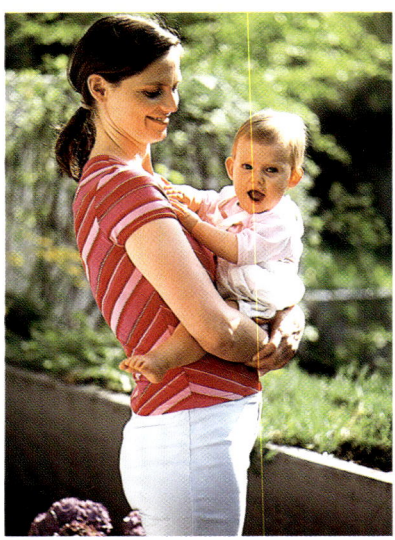

Baby auf dem Arm tragen

Halten Sie Ihr Baby nah am Oberkörper. Stehen Sie aufrecht und fest auf beiden Füßen. Vermeiden Sie es, das Baby seitlich auf der herausgeschobenen Hüfte zu tragen.

Baby in der Baby-Schale tragen

Tragen Sie die Baby-Schale in der Armbeuge nah vor dem Körper – Oberkörper nicht seitlich neigen! Für eine gleichmäßige Belastung gewöhnen Sie sich an, die Baby-Schale auf dem linken Arm zum Auto und auf dem rechten Arm vom Auto weg zu tragen.

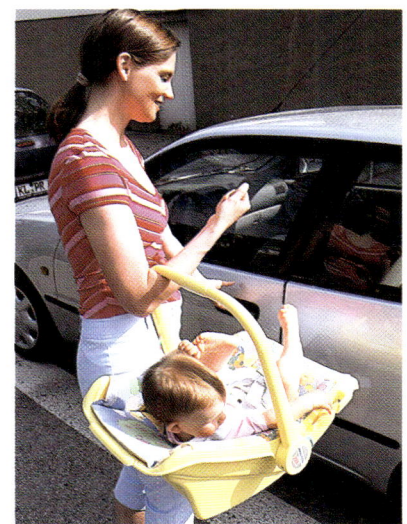

Baby stillen

Der Rücken sollte immer gut abgestützt sein. Auf dem Boden oder im Bett, ziehen Sie die Beine an und legen Sie Ihren Arm, auf dem das Kind ruht, auf Ihren Oberschenkeln ab. Die entspannte Haltung begünstigt übrigens auch den Milchfluss.

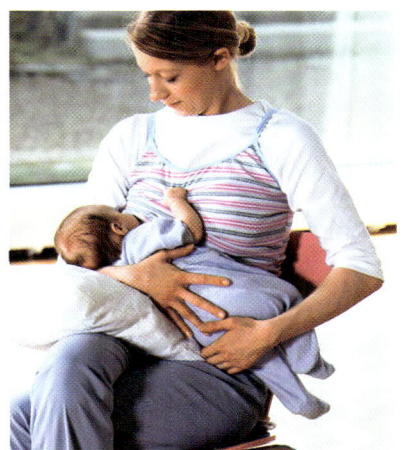

Baby baden

Setzen Sie einen Fuß auf den Badewannenrand und beugen Sie die Hüfte – Rücken gerade halten. Stützen Sie den Arm, auf dem das Baby ruht, auf Ihrem Oberschenkel oder dem Badewannenrand ab.

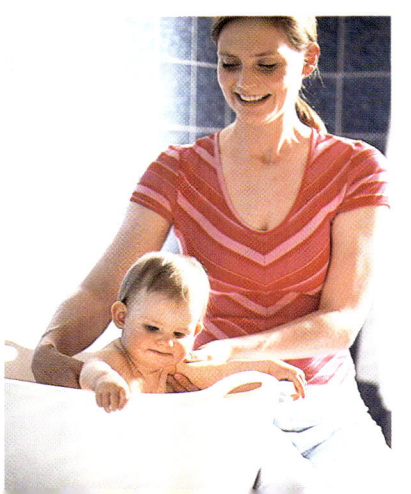

WIE FINDE ICH EIN GEEIGNETES FITNESS-STUDIO FÜR MICH UND MEIN BABY?

Mehr allgemeine Tipps zur Auswahl eines Studios finden Sie bei der Gütegemeinschaft Gesundheitssportzentrum e.V. Wiener Weg 19 50858 Köln oder im Internet unter www.ral-fitness.de.

Kinderbetreuung alleine macht ein Studio noch nicht empfehlenswert. Seien Sie kritisch und sprechen Sie offen mit der Studioleitung über Verbesserungsvorschläge. Konstruktive Kritik wird immer gerne angenommen, da das Studio dadurch auch für andere Mütter attraktiver wird.

Lage des Studios
Ein Studio in der Nähe ist zwar günstig, weil Babys auf zu langen Fahrten oft unruhig werden und es Ihnen ermöglicht, an Tagen, an denen Ihr Partner auf das Baby aufpassen kann, zwischen zwei Stillmahlzeiten zu trainieren. Trotzdem sollte die Qualität des Studios von ausschlaggebender Bedeutung sein.

Die Trainer
Die Trainer sollten eine Sport- oder Aerobicausbildung besitzen, um Sie auch im Hinblick auf Fitness nach einer Schwangerschaft und Geburt kompetent beraten zu können.

Der Stundenplan
Für die ersten sechs Monate, in denen Sie Rücksicht auf Ihren geschwächten Beckenboden nehmen müssen, sollten sanfte Übungsstunden wie Wirbelsäulengymnastik, Body-Shaping, Stretch&Tone, Low-Impact Aerobic, Tai Chi oder Yoga auf dem Programm stehen – natürlich während der Kinderbetreungszeiten.

Kinderbetreuungszeiten
Die Kinderbetreuung sollte immer zu der gleichen Zeit auf dem Programm stehen, damit sich Ihr Kind an einen Tagesrhythmus gewöhnen kann. Wenn Sie tagsüber arbeiten, ist

eine Kinderbetreuung am Wochenende oder abends wünschenswert.

Die Kinderbetreuer

Um sich wohl zu fühlen, muss Ihr Kind in dem Betreuer eine Vertrauensperson sehen. Das ist nur möglich, wenn eine Kontinuität in der Besetzung der Kinderbetreuung besteht und die Betreuer nicht täglich wechseln. Abhängig vom Alter und der Anzahl der Kinder sind an manchen Tagen möglicherweise sogar zwei Aufsichtspersonen notwendig. Leider ist die Aufsicht durch ausgebildete Pädagogen die Seltenheit. Vergewissern Sie sich, dass Ihnen die Aufsichtsperson sympathisch ist. Klären Sie sie über die Besonderheiten Ihres Kindes auf.

Der Raum für die Kinderbetreung

Der Raum sollte hell, trocken und zugfrei und mit einem warmen Fußboden ausgestattet sein. Das Inventar sollte kindgerecht sein und es sollte Spielzeug für verschiedene Altersstufen geben. Ein Kinderbett für Säuglinge sichert diese vor den heftig-herzlichen Umarmungen der älteren Kinder. Kinderzeichnungen sind ein Indiz dafür, dass auch ältere Kinder sinnvoll beschäftigt werden. Günstig ist es, wenn der Raum ein hoch liegendes Fenster hat, durch das Sie Ihr Kind beobachten können, ohne dass es Sie bemerkt. Selbstverständlich sollte es eine Möglichkeit geben, Milch-Fläschchen und Babykost-Gläschen aufzuwärmen.

Mitgliedschaft durch Zehnerkarten

Ein regelmäßiger Besuch wird unter Umständen dadurch vereitelt, dass Ihr Kind krank ist oder Sie seinen Schlaf nicht stören möchten. Eine Zehnerkarte ist deshalb günstiger als eine monatliche Mitgliedschaft.

BUCHTIPPS

Zu den Themen Rückbildung und Fitness

Höfler, Heike:
Rückbildungsgymnastik
FALKEN Verlag, Niedern-
hausen
Über 200 Übungen zur
Kräftigung des Becken-
bodenbereiches.

Keller, Lieselotte:
Rückbildungsgymnastik
FALKEN Verlag, Niedern-
hausen
Übungen zur Kräftigung
des Beckenboden-
bereiches, zum Teil mit
Einbeziehung des Babys.

Vogel, Thea:
Die ganzheitliche
Rückbildungsgymnastik
Walter Verlag, Düsseldorf
Außer Gymnastikübungen
beinhaltet der Ratgeber
Wohlfühltechniken wie
Massagen und gibt
Hilfestellungen, sich in
der neuen Mutterrolle
zurechtzufinden.
Begleitend dazu gibt es
eine CD.

Bader, Iris;
Möller, Christa:
Sanfte Fitness und
aktive Entspannung
Naumann & Göbel
Verlag, Köln
Hier werden leichte
Sportarten, fernöstliche
Fitness, Muskelent-
spannung, Atemtraining,
Massage, Aqua Fitness,
Mentale Entspannung
und Körpertherapie vor-
gestellt - ein übersichtli-
cher und attraktiv aufge-
machter Schnupperkurs.

Zum Thema Entwicklung des Babys

Brazelton, T. Berry:
Babys erstes Jahr
Deutscher Taschenbuch
Verlag, München
Der Kinderarzt beschreibt die Entwicklung Monat für Monat. Anhand von Vergleichen zwischen einem lebhaften, einem durchschnittlichen und einem ruhigen Kind macht er deutlich, dass die Entwicklung individuell unterschiedlich ist.

Das Baby – Ein Leitfaden für Eltern
Bundeszentrale für gesundheitliche Aufklärung BzgA
51101 Köln
Tel.: 02 21 / 8 99 20
Fax: 02 21 / 8 99 22 57
www.BzgA.de
Tipps und Anregungen zur Pflege, Entwicklung und Förderung Ihres Babys. Die Broschüre ist innerhalb Deutschlands kostenfrei erhältlich; für Österreich und die Schweiz wird ein geringer Unkostenbeitrag erhoben.

Zum Thema sensomotorische Entwicklungsförderung des Babys

Schnober-Sen, Martina:
Zehn Minuten Babymassage
FALKEN Verlag, Niedernhausen
Babymassage in Schwarzweiß-Fotos erklärt.

Zeiß, Gabriele:
Babyfitness
FALKEN Verlag, Niedernhausen
Schritt für Schritt Erläuterungen der Babymassage mit Zeichnungen und auf einem Poster. Spiele und Spielzeuge für verschiedene Altersabschnitte.

Austermann, Marianne;
Wohlleben, Gesa:
Zehn kleine Krabbelfinger – Spiel und Spaß mit unseren Kleinsten
Kösel Verlag, München
Einfache Spiele zum Selberbasteln, neu getextete, bekannte Volkslieder und lustige Verse. Begleitend dazu gibt es eine CD/Kassette.

Nitsch, Cornelia:
Babys liebevoll fördern
Mosaik Verlag, München
Praktische Anregungen zur Beobachtung des Kindes und viele Spiele und Tipps für jeden Monat.

In dieser Reihe, mit Dr. med. Günter Gerhardt als Herausgeber, sind im
FALKEN Verlag bereits erschienen:
Heuschnupfen (2539), Krampfadern (2545), Tees zum Heilen und Genießen (2542),
Traditionelle Chinesische Medizin (2541), Gesund und vital mit Löwenzahn (2540),
Kinderkrankheiten (2543), Gesunde Ernährung für Kleinkinder (2544),
Kopfschmerzen (2538), Risiko Krebs (2641), Neurodermitis (2640)
Sie sind überall erhältlich, wo es Bücher gibt.

Sie finden uns im Internet: **www.falken.de**

Dieses Buch wurde auf chlorfrei gebleichtem und säurefreiem Papier gedruckt.

Der Text dieses Buches entspricht den Regeln der neuen deutschen
Rechtschreibung.

> Für Kristian und Kara

Wir danken Petra Ruggiero, München, für die sportliche Beratung
während der Fotoarbeiten.
Die Babys, die so toll mitgeturnt haben, heißen Natalja, Valentina,
Guilia und Paul.

ISBN 3 8068 2644 7

© 2000 by FALKEN Verlag, 65527 Niedernhausen/Ts.
Umschlaggestaltung: Rohwedder.Becker, Büro für Konzept und Gestaltung, Mainz
Layout: Horst Bachmann, Idstein
Konzept: Redaktion FALKEN Verlag
Redaktion: Marion Clausen, Göttingen/Herbert Habicht
Fotografie und Styling: Andrea Leiber, München
Titelfoto: Andrea Leiber, München

Satz: FALKEN Verlag, Niedernhausen/Ts.
Druck: Appl, Wemding

817 2635 4453 6271